现代著名老中医名著重刊丛书·第五辑

金針秘傳

方慎庵　编著

人民卫生出版社

图书在版编目（CIP）数据

金针秘传 / 方慎庵编著．—北京：人民卫生出版社，2008. 2

（现代著名老中医名著重刊丛书 第五辑）

ISBN 978-7-117-09577-8

Ⅰ. 金… Ⅱ. 方… Ⅲ. 针灸疗法 Ⅳ. R245

中国版本图书馆 CIP 数据核字（2007）第 186248 号

人卫智网	**www.ipmph.com**	**医学教育、学术、考试、健康，购书智慧智能综合服务平台**
人卫官网	**www.pmph.com**	**人卫官方资讯发布平台**

现代著名老中医名著重刊丛书

第五辑

金针秘传

编　　著：方慎庵
出版发行：人民卫生出版社（中继线 010-59780011）
地　　址：北京市朝阳区潘家园南里 19 号
邮　　编：100021
E - mail：pmph @ pmph.com
购书热线：010-59787592　010-59787584　010-65264830
印　　刷：三河市尚艺印装有限公司
经　　销：新华书店
开　　本：850 × 1168　1/32　**印张：**7.75
字　　数：152 千字
版　　次：2008 年 2 月第 1 版　2025年11月第 1 版第 7 次印刷
标准书号：ISBN 978-7-117-09577-8/R · 9578
定　　价：16.00 元
打击盗版举报电话：010-59787491　E-mail：WQ @ pmph.com
（凡属印装质量问题请与本社市场营销中心联系退换）

出版说明

自20世纪60年代开始，我社先后组织出版了一批著名老中医经验整理著作，包括医论医话等。半个世纪过去了，这批著作对我国近代中医学术的发展产生了积极的推动作用，整理出版著名老中医经验的重大意义正在日益彰显，这些著名老中医在我国近代中医发展史上占有重要地位。他们当中的代表如秦伯未、施今墨、蒲辅周等著名医家，既熟通旧学，又勤修新知；既提倡继承传统中医，又不排斥西医诊疗技术的应用，在中医学发展过程中起到了承前启后的作用。这批著作均成于他们的垂暮之年，有的甚至撰写于病榻之前，无论是亲自撰述，还是口传身授，或是其弟子整理，都集中反映了他们毕生所学和临床经验之精华，诸位名老中医不吝秘术、广求传播，所秉承的正是力求为民除瘼的一片赤诚之心。诸位先贤治学严谨，厚积薄发，所述医案，辨证明晰，治必效验，不仅具有很强的临床实用性，其中也不乏具有创造性的建树；医话著作则娓娓道来，深入浅出，是学习中医的难得佳作，为近世不可多得的传世之作。

由于原版书出版的时间已久，已很难见到，部分著作甚至已成为学习中医者的收藏珍品，为促进中医临床和中医学术水平的提高，我社决定将一批名医名著编为《现代著名老中医名著重刊丛书》分批出版，以飨读者。

第一辑收录13种名著：

《中医临证备要》　　《施今墨临床经验集》

《蒲辅周医案》
《蒲辅周医疗经验》
《岳美中论医集》
《岳美中医案集》
《郭士魁临床经验选集——杂病证治》
《钱伯煊妇科医案》
《朱小南妇科经验选》
《赵心波儿科临床经验选编》
《赵锡武医疗经验》
《朱仁康临床经验集——皮肤外科》
《张赞臣临床经验选编》

第二辑收录14种名著:

《中医入门》
《章太炎医论》
《冉雪峰医案》
《菊人医话》
《赵炳南临床经验集》
《刘奉五妇科经验》
《关幼波临床经验选》
《女科证治》
《从病例谈辨证论治》
《读古医书随笔》
《金寿山医论选集》
《刘寿山正骨经验》
《韦文贵眼科临床经验选》
《陆瘦燕针灸论著医案选》

第三辑收录20种名著:

《内经类证》
《金子久专辑》
《清代名医医案精华》
《陈良夫专辑》
《清代名医医话精华》
《杨志一医论医案集》
《中医对几种急性传染病的辨证论治》
《赵绍琴临证400法》
《潘澄濂医论集》
《叶熙春专辑》
《范文甫专辑》
《临诊一得录》
《妇科知要》
《中医儿科临床浅解》
《伤寒挈要》
《金匮要略简释》
《金匮要略浅述》

《温病纵横》
《临证会要》
《针灸临床经验辑要》

第四辑《方药中论医集》收录6种名著：

《辨证论治研究七讲》
《中医学基本理论通俗讲话》
《黄帝内经素问运气七篇讲解》
《温病条辨讲解》
《医学三字经浅说》
《医学承启集》

第五辑收录19种名著

《现代医案选》
《泊庐医案》
《上海名医医案选粹》
《治验回忆录》
《内科纲要》
《六因条辨》
《马培之外科医案》
《中医外科证治经验》
《金厚如儿科临床经验集》
《小儿诊法要义》
《妇科心得》
《妇科经验良方》
《沈绍九医话》
《著园医话》
《医学特见记》
《验方类编》
《应用验方》
《中国针灸学》
《金针秘传》

这批名著大多数品种原于20世纪60年代前后至80年代初在我社出版，自发行以来一直受到读者的广泛欢迎，其中多数品种的发行量都达到了数十万册，在中医界产生了很大的影响，对提高中医临床水平和中医事业的发展起到了极大的推动作用。

为使读者能够原汁原味地阅读名老中医原著，我们在重刊时采取尽可能保持原书原貌的原则，主要修改了原著中疏漏的少量印制错误，规范了文字用法和体例层次，在版式上则按照现在读者的阅读习惯予以编排。此外，为不影响原书内容的准确性，避免因换算造成的人为错误，部分旧制的药名、病名、医学术语、计量单位、现已淘汰的检测项目与方法等均未改动，保留了原貌。对于犀角、虎骨等现已禁止使用的药品，本次重刊也未予改动，希冀读者在临证时使用相应的代用品。

人民卫生出版社

2007年11月

程序

医之术莫古于针灸，莫效于针灸，亦莫难于针灸。经论九针，言之详矣，句奇旨奥，不易寻绎。又其术繁重，非传授末由深造。故近来医学至盛，而针灸不与焉。余自研医以来，尝叹斯术之不传。比悬壶海上，熟闻前辈黄石屏先生之名，针法之神奇，心焉向往之。窃恨吾生也晚，不得追随左右，以聆教益，而深惜妙法之随其身以湮没也。近获缔交方君慎庵，诗文书画靡不能而隐于医，其针法尤精，为石屏先生之嫡传，以针去疾，如影斯响。昔之交口誉石屏者，今渐移于方君，君名满天下，而歉然若不自足，迩发宏愿，不自珍惜，愿以所得于石屏先生之秘传，并平素研求所心得者，著为一编，悉公诸世。吾闻之不禁跃然以喜，而幸吾道之不终致湮没也。针灸之术，或有中兴之望欤。吾为黄公得传人幸，为普天下病家得出水火而登诸衽席幸。尤于方君之能打破医家秘传心理，公开学术，使吾国医学古法，有发扬光大之前途，致其无限之景仰焉。爰不惮辞费，乐为之序。

丁丑仲春月星江程门雪

陆序

轩辕氏之师岐伯，会气运之理，贯天人之学，识阴阳之变，辨寒热之化，分象左右，昭示上下，包物性机能于字里行间，明荣卫大道于结论总纲，是曰《素问》。宣达经络，识别脏腑，知风云雷雨之变，达盈虚消长之数，审时察理，悟道见机，辨星宫之莅位，明水火之灾害，则《灵枢经》出焉。《素问》系哲论数理之学，而《灵枢》乃实现剖析之书也。铜人图实肇始于是。蔚为国粹，历四千六百余年，成不朽不刊之学者，自有其因。按《灵枢》金针篇，原以药石性缓，未克奏功顷刻，于是九针十二原为其主治，九分为九，而八十一针之奇数成，十二原经邃之会，以三数而成其序。一岁三百六十日之气运循环，则适符周天三百六十孙络腧穴之大会。盖人体为一小天，惟含万物之灵，知微道之机者，始能悟灵机之妙转，此金针度世之概要也。当今之世，精其术者，已等凤毛麟角，惟皖北名宿方君慎庵，窥识秘奥，融会纲要，追溯岐黄，探赜索隐。盖深得石屏黄先生之师承也。黄先生在有清末叶，为江左世家，擅武技指禅点穴内家之上乘功夫，从方外青济高僧某，习金针艺者，垂三十年。既而漫游春申，声誉雀起。中外人士，目之为神。其门下士传其衣钵者，厥为方君一人而已。方君秉性慈良，特具古风，幼有冲霄之志，长抱济世之心，儒学既深，发愤而攻研《灵》、《素》。既秉天赋之智慧，复得名师之指导，于是学以大成，技艺精纯。黄先生既谢世，方君乃继其道统于黄歇之畔，悬壶以还誉满杏林，求教者踵接肩摩。不佞比年以来，以血液行动迂缓，致成风疾。指臂之间，麻木不仁，辄请益于方君，无不立见神效。不佞虽奔走频繁，而健康如曩昔者，全恃金针之功也。兹方君抱济度之旨，著《金针秘传》一书，将付剞劂，乞序于余。余承方君之惠多，兼粗知金针之理，不可不勉缀数语，是为序。

中华民国二十六年二月吴兴陆连奎序于沪上

自序

大匠诲人，能与人规矩，不能使人巧。凡百学术，无不尽然。所谓规矩者，学之体也。所谓巧者，学之用也。体有一定，而巧则变化无方。一定者可假文字以相传，变化无方者，则非文字所可传，必视学者之深浅高下，而随时消息。就其所易于启悟者，投闲抵隙，而徐徐以引之诱之，使其颖悟之机能，如藤之上达，如蔓之远引，由尺寸而至于寻丈，以至于自能变化无方，所谓秘传也。仆自从业师黄石屏先生学习针法以来，备尝此中甘苦者，盖廿余年矣。其始所读之书，皆规矩也；所聆之言论，皆规矩也。及从之临症，视其针膏肓，起废疾，虽心讶其效如桴鼓，捷于影响，然目之所存，心之所到，无非属于规矩范围。而所谓巧者，犹未尝丝毫梦见也。久之又久，由小疑积至大疑，由大疑而渐解渐释，于是所谓巧焉者，勃然生矣。所谓如藤之上达，蔓之远引，由尺寸以至于寻丈者，盖于勿助勿忘中，而渐得之矣。然后叹一技之成，如此其难，而为有志，未成者，抱无涯之戚矣。兹念中医日就式微，而中医中之针法一科，更式微中之尤式微者。现时东西各国医术进步，一日千里，而咸认我国针法，远出科学新医之上，争先研究，不遗余力。固属此道一线曙光，而于此道之困苦艰难，或一时未易备历，则去变化无方之巧，或未能以一蹴几，则犹恐未免有徘徊歧路之患。爰不自揣，乃将平时所得于师门，与出于心悟者，提纲挈要，著为此编。由体以达用，即寓巧于规矩之中。学者苟能潜心研究，较仆所得于艰难困苦之中者，必能事半功倍，则亦略尽己立立人、己达达人之心而已矣。若谓与当世争一日之名，则吾岂敢。

民国二十六年一月合肥方慎庵

编次大意

针灸之学，传自上古，轩岐以降，代有哲人。《内》、《难》、《甲乙》而外，古今名著不下数百种，皆我中华独擅之专长，非外人所能假托。近年东西各国医学家，目击针灸之神奇，实出彼科学医术之上。于是竞相研习，急起直追，未尝不人才辈出，著书立说，斐然成章。然究在萌芽时代，尚无极深研几之可言。此编专述先哲成规，提要钩玄，尚恐挂一漏万。凡涉外人针灸学说，概不采录，阅者幸勿以不载新说为疑。

医以识症为上，而医术次之。夫针灸医术也，设不能认症，则按穴行针，虽有准的，难保无头痛医脚之嫌。此编先将医经之切要者，选录若干篇，列于卷首，以为学者审认病症之基础。必先有此基础，然后一见某症，即可知为某经之病，庶乎取穴行针，不致有误。此针灸与内科相为表里，幸勿逐末忘本也。古今针法，屡有变迁，《内经》与《难经》已有异同，而《甲乙》与《内》、《难》又多出入。今日之针法，各有传授，与古人又大相径庭。凡古书中所言某病应针某穴，某穴应针入几分，以及出入迟速，以为补泻寒温，不过存其矩矱，示以大概。至于临症时之圆机活法，实有熟极生巧之微妙存焉。此所以欲求深造，必经实习，幸勿刻舟求剑，方可神而明之。

《内经》治病，皆用针灸，而《灵枢》专称《针经》，治法尤为大备。惟汉魏以后，即已缺而不全，皇甫士安合以《明堂孔穴针灸治要》，方能详定人身穴道，著为《甲乙经》，以利万世。今《内经》自王注林校以前，脱佚愈多，而《治要》一书，不可复见。惟凭历代相传之说，以定孔穴之分寸，且孔穴之启闭以气，并非有一固定之形。是以《内经》屡言，必转移其肢体，而后方能得穴。假如外人针灸书所云，解剖如何，部位如何云云，是何异于恒久不变之孔穴，而非以气启闭之机缄也，学者幸勿胶柱鼓瑟。

针家治病，贵能扼要。如泥定某病宜刺某穴，恐病多而穴少，不敷应用。古人著书类此者，亦不过示以规矩。学者如能熟于十二经脉之界限起止，并能识各经之现症作何情状，贯通各经之病理，则一见病症，自能断定属于何经，应从何处下针，圆机活法，得于心而应于手，无劳一一检书治病矣。此篇卷首选录医经，果能熟读深思，自能驭繁以简。

此编首录经训，次述骨位，次述经络，次述孔穴，次述针法，次述主治。凡针灸家所应知者，略备于此。其针法所列诸条，虽多为普通针灸书所同有，而所述诸法未必尽同。所谓真传者在此，所为秘传者亦在此，阅者当能辨之。若无关重要之歌赋，及陈陈相因之歌括，概不多列，以省篇幅云。

目录

一、论针灸学之渊源及真传之难得

世人每以针灸学术，久已失传。又有谓针灸家多守秘密，靳其术而不传，此皆未悉针灸学之甘苦，是以有此想当然之说耳。无论何种学术，凡可以文字相传者，多属其中之糟粕。若其精华所在，绝非文字可以相传。其中之曲折奥妙，非由耳提面命不可，甚至可以意会而不可以言传。孟子所谓大匠诲人，能与人规矩，不能使人巧。非故靳其术而不传，实有千言万语，而不能领略一二者。即孟子之所谓巧，乃学术之精华也。针灸之学，精华多而糟粕少。所以数千年来，能得其真传者，一代不过数人，职此故也。

即以文字可传者而论，似乎《内经》、《难经》所有之文字，即由上古相传而来，必无谬误。无如五代以前，印书之学，尚未发明，各种书籍皆有手抄，甚为难得。又易错落舛误，一经世乱，往往焚毁无遗，此相传之一难也。秦汉以上，各种学术率以口耳相传，未能笔之于书，人存则学存，人亡则学亦亡，此相传之二难也。有此二难，是以上古学术，存于今者，十不逮一，并非故守秘密，靳而不传也。

针灸一道，首重经络穴道，次即手法针法。如《灵枢》、《素问》、《难经》等书，皆为针灸家之祖籍。

数千年来，无能出其范围，但某经某穴、主治某病、即已略而弗详。至某穴应如何下针，某病应如何寒温补泻，更不得其要领，何也？考《内经》、《难经》而外，专论经络穴道及主治病症者，据《隋书经籍志》尚有《明堂孔穴》五卷、《明堂孔穴图》三卷。《唐志》有《黄帝内经明堂》十三卷、《黄帝十二经脉明堂五脏图》一卷、《黄帝十二经明堂偃侧人图》十二卷、《黄帝明堂》三卷。又隋之杨上善《黄帝内经明堂类成》十三卷、杨元孙《黄帝明堂》三卷，皆足以补《内》、《难》之不足。无如今世一字无存，如但守《内经》、《难经》，即各经穴道，尚不能备，何论其他。

幸有晋人皇甫士安，当汉魏经籍散亡之后，以上各书尚未残缺，得以搜罗纂辑。著为《甲乙经》十二卷，垂示后人。至今学针灸者，能知某经有若干穴，某穴确在某处，某病宜取某穴，及各穴应如何下针，皆以《甲乙经》为根据，除此以外，更无可考。是以《甲乙经》之有功于医，直与《内经》、《难经》并垂不朽。针灸家更宜奉为金科玉律，不可不熟读而深究也。

由晋宋以迄隋初，百数十年之间，大乱迭兴，学术道丧，医学尤荒。除王叔和之《脉经》、葛洪之《肘后方》、褚澄之《褚氏遗书》、巢元方之《病源》以外，更无他种医书流传。针灸之书，更无有起而述之者。至唐初孙思邈真人著《千金方》，始稍稍论及针灸，而王焘著《外台秘要》，即以针灸为绝无所用，惟于六朝人之方剂，则广收博采，一字不遗。因此有唐一代，谈针法者绝少，《内》、《难》、《甲乙》之学，至此几乎失传矣。史虽盛称狄梁公脑后下针，赘疣立坠，仅堪播为美谈，并无一字撰述，此则深可痛惜者也。

赵宋崛兴，居然为医设学，定考医程式，造就医学人才。命林亿、高保衡等，校正《内经》、《伤寒论》、《金匮要略》等书传世，官家著有《惠民和剂局方》、《圣济总录》诸书，嘉惠医林。于针灸一科，并极留意，朝廷以世传针砭之法，方术不同，易滋讹舛，于是命尚药奉御王惟一等，考求古代明堂气穴经络之说，铸有铜人二具，天圣五年十月制成。奉诏一置医官院，一置大相国寺仁济殿。又命纂集旧闻，订正讹谬，著为《铜人腧穴针灸图经》三卷，刊刻颁布，俾资遵守。前代失传之《明堂图说》，至是始复传于世。凡读《内》、《难》、《甲乙》者，可以有所考镜矣。

又据周密《齐东野语》云：舅氏章叔恭，倅襄州日，尝获铜人背面二器，相合则浑然全身。后由赵南仲归之内府，叔恭尝写有铜人背面二图云云，则宋时内府铜人不止王惟一所制一种。王制之铜人，当为全身，故可分置二处，此为两面相合而成，不知何时何人所作，其异同优劣如何，俱不可考。即章叔恭所绘之图，亦不可得见，至为可惜，今言孔穴图者，惟《铜人腧穴图经》略存梗概耳。

王惟一所制，章叔恭所绘，皆只有正背二面，侧伏尚不完全。惟世传《明堂灸经》所绘之图，兼及侧面伏面，足补两种铜人之不足，益可宝贵。惟此书不题著书人姓名，惟题西方子撰，想系宋之高人隐士，精于灸术，不屑以医著名者之所为也。

元明之间，针灸之学益微，历代传习不废者，只有席氏一家。考明陈会著有《神应经》一卷，卷首列有宗派图，称梓桑君席宏达得针灸真传，世世专精，九传而至席华叔，十传而至席信卿，十一世始传于陈会。会即广传其术，共授二十四人，得其真传者有二人，一为康叔达，一为刘瑾。书中有席宏达传授誓词，谓传道者必盟天歃血，立誓以传，当于宗派图下注其姓名。如或妄传非人，私相付度阴有天刑，明有阳谴云云，此针灸家誓守秘密之明证。但《内经》即有勿传非人之语，当以针法易习难精，深恐无识之徒，得其皮毛，肆意图利，贻害病人，故郑重传授，藉以垂戒耳。

明季大江南北，以针名世者，尚有二家。一为姑苏凌汉章，其于周身穴道，不须按揣，隔衣针之，亦百不失一，所谓目无全牛者也。一为六合李千户，针法亦极精，但其按穴必须去衣折量，先以墨点记其应针之穴，然后下针。其术不同，而神乎其技，则初无二致，人谓其异曲同工。

元明之间，有一秘密之针灸书，得之者视如枕中鸿宝，名曰《卫生针灸元机秘要》。万历中太医院官杨继洲得其书，谓当公之于世，乃为之补辑刊刻，易其名曰《针灸大全》。同时有高武者，著有《针灸聚英》、《针灸节要》诸书。凡历代相传之针法灸法，及针灸家之各歌各赋，多搜括无遗。元王国端之《扁鹊神应针灸玉龙经》，亦多录私相传诵之歌括歌赋。盖皆热心针灸学，惟恐古法失传，同抱一普及公开之思想者也。

吾师黄石屏先生为人治病，亦隔衣下针，无须留意揣量穴道，而自然百无一误。盖与明季凌汉章所传针法，为一脉相传，固由于周身穴道烂熟胸中，无须临时脱衣挨按，然其随手下针百无一误者，另有取穴准确之法，较之脱衣挨按，尤为迅速。故鄙人平生治病亦遵吾师之法，隔衣下针，并非故为所难，亦由习之既久反较脱衣为易。此等处可以意会，而不可以言传。将来实习时，吾师所传隔衣下针之法，当可望其普及也。

习针科者，对于晕针及吸针之解法，务宜讲明有素，庶不致临事仓皇。晕针固险，而吸针尤险而危。昔朱丹溪有一门人，为病者用针，针为气所吸，牢不可拔，而吸入甚速。其人急趋丹溪求教，丹溪闻之变色曰：吾不能解，惟速求可久先生。葛至，急于他穴下一针，其吸入之针，应手射出。可见针法自有真传，到此紧要关头，丝毫不容假借矣。

二、医经录要

《汉书艺文志》医经者录凡七家，二百一十六卷。计《黄帝内经》十八卷、《外经》三十七卷、《扁鹊内经》九卷、《外经》十二卷、《白氏内经》三十八卷、《外经》三十六卷、《旁篇》二十五卷。今传于世者，只《灵枢》九卷、《素问》九卷，合为《黄帝内经》十八卷，扁鹊《难经》二卷。其余各家，久已湮没失传。尝谓医经传自上古，其时方剂未兴，所赖以治病者，惟恃针灸而已。古圣针灸之术，存于今之《内》、《难》两经者，已十不逮一。居今日而讲求针灸之学，断未有不读《内》、《难》，而能洞悉原委者。以《内》、《难》诸经为一切针法所自出，方脉家尚在必读，针灸家更不可不详考贯通。但今之习针灸者，如责其先读《内》、《难》诸经，未有不望洋而叹。兹择其最关重要，为针灸家所万不可不知者，于《内经》选录数篇，《难经》则录自六十二难以后二十条，为学者立一基础，较之毫无根底，以讹传讹者，固有天壤之别。倘由此而探本寻源，推求经义，其造诣更未可限量也。

（一）《灵枢·经脉》篇

此篇为医学之大本原，无论方脉针灸两家，皆不可不熟读深思，心知其意。凡人身脏腑经络，如何贯通，如何联络，十二经之界限起止，以及分经辨症之所以然，皆历历分明，丝毫不紊。非上古之神圣，何由推测而知。针灸家如不读此篇，非但不知辨症，且亦无从下手，真乃针灸家之金科玉律，万不可不读之大文也。

雷公问于黄帝曰：禁服之言，凡刺之理，经脉为始，营其所行，制其度量，内次五脏，外别六腑，愿尽闻其道。黄帝曰：人始生，先成精，精成而脑髓生，骨为干，脉为营，筋为刚，肉为墙，皮肤坚而毛发长，谷入于胃，脉道以通，血气乃行。雷公曰：愿卒闻经脉之始生。黄帝曰：经脉者，所以能决死生，处百病，调虚实，不可不通。

肺手太阴之脉，起于中焦，下络大肠，还循胃口，上膈属肺，从肺系横出腋下，下循臑内，行少阴心主之前，下肘中，循臂内上骨下廉，入寸口，上鱼，循鱼际，出大指之端；其支者，从腕后直出次指内廉，出其端。是动则病肺胀满膨膨而喘咳，缺盆中痛，甚则交两手而瞀，此为臂厥。是主肺所生病者，咳，上气喘渴，烦心胸满，臑臂内前廉痛厥，掌中热。气盛有余，则肩背痛，风寒汗出中风，小便数而欠。气虚则肩背痛寒，少气不足以息，溺色变。为此诸病，盛则泻之，虚则补之，热则疾之，寒则留之，陷下则灸之，不盛不虚，以经取之。盛者寸口大三倍于人迎，虚者则寸口反小于人迎也。

大肠手阳明之脉，起于大指次指之端，循指上廉，出合谷两骨之间，上入两筋之间，循臂上廉，入肘外廉，上臑外前廉，上肩，出髃骨之前廉，上出于柱骨之会上，下入缺盆络肺，下膈属大肠；其支者，从缺盆上颈贯颊，入下齿中，还出挟口，交人中，左之右，右之左，上挟鼻孔。是动则病齿痛颈肿。是主津液所生病者，目黄口干，鼽衄，喉痹，肩前臑痛，大指次指痛不用。气有余则当脉所过者热肿，虚则寒栗不复。为此诸病，盛则泻之，热则疾之，寒则留之，陷下则灸之，不盛不虚，以经取之。盛者人迎大三倍于寸口，虚者人迎反小于寸口也。

胃足阳明之脉，起于鼻之交頞中，旁约太阳之脉，下循鼻外，上入齿中，还出挟口环唇，下交承浆，却循颐后下廉，出大迎，循颊车，上耳前，过客主人，循发际，至额颅；其支者，从大迎前下人迎，循喉咙，入缺盆，下膈属胃络脾；其直者，从缺盆下乳内廉，下挟脐，入气街中；其支者，起于胃口，下循腹里，下至气街中而合，以下髀关，抵伏兔，下膝膑中，下循胫外廉，下足跗，入中指内间；其支者，下廉三寸而别，下入中指外间；其支者，别跗上，入大指间，出其端。是动则病洒洒振寒，善呻数欠，颜黑，病至则恶人与火，闻木声则惕然而惊，心欲动，独闭户塞牖而处，甚则欲上高而歌，弃衣而走，贲响腹胀，是为骭厥。是主血所生病者，狂疟温淫汗出，鼽衄，口㖞唇胗，颈肿喉痹，大腹水肿，膝膑肿痛，循膺、乳、气街、股、伏兔、骭外廉、足跗上皆痛，中指不用。气盛则身以前皆热，其有余于胃，则消谷善饥，溺色黄。气不足则身以前皆寒栗，胃中寒则胀满。为此诸病，盛则泻之，虚则补之，热则疾之，寒则留之，陷下则灸之，不盛不虚，以经取之。盛者人迎大三倍于寸口，虚者人迎反小于寸口也。

脾足太阴之脉，起于大指之端，循指内侧白肉际，过核骨后，上内踝前廉，上踹内，循胫骨后，交出厥阴之前，上膝股内前廉，入腹属脾络胃，上膈，挟咽，连舌本，散舌下；其支者，复从胃，别上膈，注心中。是动则病舌本强，食则呕，胃脘痛，腹胀善噫，得后与气则快然如衰，身体皆重。是主脾所生病者，舌本痛，体不能动摇，食不下，烦心，心下急痛，溏、瘕、泄、水闭、黄疸，不能卧，强立股膝内肿厥，足大指不用。为此诸病，盛则泻之，虚则补之，热则疾之，寒则留之，陷下则灸之，不盛不虚，以经取之。盛者寸口大三倍于人迎，虚者寸口反小于人迎也。

心手少阴之脉，起于心中，出属心系，下膈络小肠；其支者，从心系上挟咽，系目系；其直者，复从心系却上肺，下出腋下，下循臑内后廉，行手太阴心主之后，下肘内，循臂内后廉，抵掌后锐骨之端，入掌内后廉，循小指之内出其端。是动则病嗌干心痛，渴而欲饮，是为臂厥。是主心所生病者，目黄胁痛，臑臂内后廉痛厥，掌中热痛。为此诸病，盛则泻之，虚则补之，热则疾之，寒则留之，陷下则灸之，不盛不虚，以经取之。盛者寸口大再倍于人迎，虚者寸口反小于人迎也。

小肠手太阳之脉，起于小指之端。循手外侧上腕，出踝内，直上循臂骨下廉，出肘内侧两筋之间，上循臑外后廉，出肩解，绕肩胛，交肩上，入缺盆络心，循咽下膈，抵胃属小肠；其支者，从缺盆循颈上颊，至目锐眦却入耳中；其支者，别颊上䪼抵鼻，至目内眦，斜络于颧。是动则病嗌痛颔肿，不可以顾，肩似拔，臑似折。是主液所生病者，耳聋目黄颊肿，颈颔肩臑肘臂外后廉痛。为此诸病，盛则泻之，虚则补之，热则疾之，寒则留之，陷下则灸之，不盛不虚，以经取之。盛者人迎大再倍于寸口，虚者人迎反小于寸口也。

膀胱足太阳之脉，起于目内眦，上额交巅；其支者，从巅至耳上角；其直者，从巅入络脑，还出别下项，循肩髆内，挟脊抵腰中，入循膂，络肾属膀胱；其支者，从腰中下挟脊贯臀，入腘中；其支者，从髆内左右，别下贯胛，扶脊内，过髀枢，循髀外从后廉下合腘中，以下贯踹内，出外踝之后，循京骨，至小指外侧。是动则病冲头痛，目似脱，项如拔，脊痛腰似折，髀不可以曲，腘如结，踹如裂，是为踝厥。是主筋所生病者，痔疟狂癫疾，头颇项痛，目黄泪出鼽衄，项背腰尻腘踹脚皆痛，小指不用。为此诸病，盛则泻之，虚则补之，热则疾之，寒则留之，陷下则灸之，不盛不虚，以经取之。盛者人迎大再倍于寸口，虚者人迎反小于寸口也。

肾足少阴之脉，起于小指之下，邪趋足心，出于然谷之下，循内踝之后，别人跟中，以上踹内，出腘内廉，上股内后廉，贯脊属肾络膀胱；其直者，从肾上贯肝膈，入肺中，循喉咙，挟舌本；其支者，从肺出络心，注胸中。是动则病饥不欲食，面如漆柴，咳唾则有血，喝喝而喘，坐而欲起，目䀮䀮如无所见，心如悬若饥状，气不足则善恐，心惕惕如人将捕之，是为骨厥。是主肾所生病者，口热舌干，咽肿上气，嗌干及痛，烦心心痛，黄疸肠澼，脊股内后廉痛，痿厥嗜卧，足下热而痛。为此诸病，盛则泻之，虚则补之，热则疾之，寒则留之，陷下则灸之，不盛不虚，以经取之。灸则强食生肉，缓带披发，大杖重履而步。盛者寸口大再倍于人迎，虚者寸口反小于人迎也。

心主手厥阴心包络之脉，起于胸中，出属心包络，下膈，历络三焦；其支者，循胸出胁，下腋三寸，上抵腋，下循臑内，行太阴少阴之间，入肘中，下臂行两筋之间，入掌中，循中指出其端；其支者，别掌中，循小指次指出其端。是动则病手心热，臂肘挛急，腋肿，甚则胸胁支满，心中憺憺大动，面赤目黄，喜笑不休。是主脉所生病者，烦心心痛，掌中热。为此诸病，盛则泻之，虚则补之，热则疾之，寒则留之，陷下则灸之，不盛不虚，以经取之。盛者寸口大一倍于人迎，虚者寸口反小于人迎也。

三焦手少阳之脉，起于小指次指之端，上出两指之间，循手表腕，出臂外两骨之间，上贯肘，循臑外上肩，而交出足少阳之后，入缺盆，布膻中，散落心包，下膈，循属三焦；其支者，从膻中上出缺盆，上项，系耳后直上，出耳上角，以屈下颊至䪼；其支者，从耳后入耳中，出走耳前，过客主人前，交颊，至目锐眦。是动则病耳聋浑浑焞焞，嗌肿喉痹。是主气所生病者，汗出，目锐眦痛，颊痛，耳后肩臑肘臂外皆痛，小指次指不用。为此诸病，盛则泻之，虚则补之，热则疾之，寒则留之，陷下则灸之，不盛不虚，以经取之。盛者人迎大一倍于寸口，虚者人迎反小于寸口也。

胆足少阳之脉，起于目锐眦，上抵头角，下耳后，循颈行手少阳之前。至肩上，却交出手少阳之后，入缺盆；其支者，从耳后入耳中，出走耳前，至目锐眦后；其支者，别锐眦，下大迎，合于手少阳，抵于䪼，下加颊车，下颈合缺盆以下胸中，贯膈络肝属胆，循胁里，出气街，绕毛际，横入髀厌中；其直者，从缺盆下腋，循胸过季胁，下合髀厌中；以下循髀阳，出膝外廉，下外辅骨之前，直下抵绝骨之端，下出外踝之前，循足跗上，入小指次指之间；其支者，别跗上，入大指之间，循大指岐骨内出其端，还贯爪甲，出三毛。是动则病口苦，善太息，心胁痛不能转侧，甚则面微有尘，体无膏泽，足外反热，是为阳厥。是主骨所生病者，头痛颔痛，目锐眦痛，缺盆中肿痛，胁下肿，马刀挟瘿，汗出振寒，疟，胸胁肋髀膝外至胫绝骨外踝前及诸节皆痛，小指次指不用。为此诸病，盛则泻之，虚则补之，热则疾之，寒则留之，陷下则灸之，不盛不虚，以经取之，盛者人迎大一倍于寸口，虚者人迎反小于寸口也。

肝足厥阴之脉，起于大指丛毛之际，上循足跗上廉，去内踝一寸，上踝八寸，交出太阴之后，上腘内廉，循股阴入毛中，过阴器，抵小腹，挟胃属肝络胆，上贯膈，布胁肋，循喉咙之后，上入颃颡，连目系，上出额，与督脉会于巅；其支者，从目系下颊里，环唇内；其支者，复从肝别贯隔，上注肺。是动则为腰痛不可以俯仰，丈夫㿗疝，妇人少腹肿，甚则嗌干，面尘脱色。是肝所生病者，胸满呕逆飧泄，狐疝遗溺闭癃。为此诸病，盛则泻之，虚则补之，热则疾之，寒则留之，陷下则灸之，不盛不虚，以经取之。盛者寸口大一倍于人迎，虚者寸口反小于人迎也。

手太阴气绝则皮毛焦，太阴者行气温于皮毛者也，故气不荣则皮毛焦，皮毛焦则津液去皮节，津液去皮节者则爪枯毛折，毛折者则毛先死，丙笃丁死，火胜金也。手少阴气绝则脉不通，脉不通则血不流，血不流则髦色不泽，故其面黑如漆柴者，血先死，壬笃癸死，水胜火也。足太阴气绝者则脉不荣肌肉，唇舌者肌肉之本也，脉不荣则肌肉软，肌肉软则舌萎人中满，人中满则唇反，唇反者肉先死，甲笃乙死，木胜土也。足少阴气绝则骨枯，少阴者冬脉也，伏行而濡骨髓者也，故骨不濡则肉不能著也，骨肉不相亲则肉软却，肉软却故齿长而垢，发无泽，发无泽者骨先死，戊笃己死，土胜水也。足厥阴气绝则筋绝，厥阴者肝脉也，肝者筋之合也，筋者聚于阴气，而脉络于舌本也，故脉弗荣则筋急，筋急则引舌与卵，故唇青舌卷卵缩则筋先死，庚笃辛死，金胜木也。五阴气俱绝则目系转，转则目运，目运者为志先死，志先死则远一日半死矣。六阳气绝，则阴与阳相离，离则腠理发泄，绝汗乃出，故旦占夕死，夕占旦死。

经脉十二者，伏行分肉之间，深而不见；其常见者，足太阴过于外踝之上，无所隐故也。诸脉之浮而常见者，皆络脉也。六经络手阳明少阳之络，起于五指间，上合肘中。饮酒者，卫气先行皮肤，先充络脉，络脉先盛，故卫气已平，营气乃满，而经脉大盛。脉之卒然动者，皆邪气居之，留于本末；不动则热，不坚则陷且空，不与众同，是以知其何脉之动也。雷公曰：何以知经脉之与络脉异也？黄帝曰：经脉者常不可见也，其虚实也以气口知之，脉之见者皆络脉也。雷公曰：细子无以明其然也。黄帝曰：诸络脉皆不能经大节之间，必行绝道而出，入复合于皮中，其会皆见于外。故诸刺络脉者，必刺其结上，甚血者虽无结，急取之泻其邪而出其血，留之发为痹也。凡诊络脉，脉色青则寒且痛，赤则有热。胃中寒，手鱼之络多青矣；胃中有热，鱼际络赤；其暴黑者，留久痹也；其有赤有黑有青者，寒热气也；其青短者，少气也。凡刺寒热者皆多血络，必间日而一取之，血尽乃止，乃调其虚实；其青而短者少气，甚者泻之则闷，闷甚则仆不得言，闷则急坐之也。

手太阴之别，名曰列缺，起于腕上分间，并太阴之经直入掌中，散入于鱼际。其病实则手锐掌热，虚则欠故，小便遗数，取之去腕半寸，别走阳明也。手少阴之别，名曰通里，去腕一寸半，别而上行，循经入于心中，系舌本，属目系。其实则支膈，虚则不能言，取之掌后一寸，别走太阳也。手心主之别，名曰内关，去腕二寸，出于两筋之间，循经以上系于心，包络心系。实则心痛，虚则为头强，取之两筋间也。手太阳之别，名曰支正，上腕五寸，内注少阴；其别者，上走肘，络肩髃。实则节弛肘废，虚则生肬，小者如指痂疥，取之所别也。手阳明之别，名曰偏历，去腕三寸，别入太阴；其别者，上循臂，乘肩髃，上曲颊偏历；其别者，入耳合于宗脉。实则龋聋，虚则齿寒痹隔，取之所别也。手少阳之别，名曰外关，去腕二寸，外绕臂，注胸中，合心主。病实则肘挛，虚则不收，取之所别也。足太阳之别，名曰飞阳，去踝七寸，别走少阴。实则鼽窒头背痛，虚则鼽衄，取之所别也。足少阳之别，名曰光明，去踝五寸，别走厥阴，下络足跗。实则厥，虚则痿躄，坐不能起，取之所别也。足阳明之别，名曰丰隆，去踝八寸，别走太阴；其别者，循胫骨外廉，上络头项，合诸经之气，下络喉嗌。其病气逆则喉痹瘁喑，实则狂癫，虚则足不收胫枯，取之所别也。足太阴之别，名曰公孙，去本节之后一寸，别走阳明；其别者，入络肠胃。厥气上逆则霍乱，实则肠中切痛，虚则鼓胀，取之所别也。足少阴之别，名曰大钟，当踝后绕跟，别走太阳；其别者，并经上走于心包，下外贯腰脊。其病气逆则烦闷，实则闭癃，虚则腰痛，取之所别者也。足厥阴之别，名曰蠡沟，去内踝五寸，别走少阳；其别者，径胫上睾，结于茎。其病气逆则睾肿卒疝，实则挺长，虚则暴痒，取之所别也。任脉之别，名曰尾翳，下鸠尾，散于腹。实则腹皮痛，虚则痒搔，取之所别也。督脉之别，名曰长强，挟膂上项，散头上，下当肩胛左右，别走太阳，入贯膂。实则脊强，虚则头重，高摇之，挟脊之有过者，取之所别也。脾之大络，名曰大包，出渊腋下三寸，布胸胁。实则身尽痛，虚则百节尽皆纵，此脉若罗络之血者，皆取之脾之大络脉也。凡此十五络者，实则必见，虚则必下，视之不见，求之上下，人经不同。络脉异所别也。

（二）《灵枢·本输》篇

此篇为针灸家依经认穴，扼要治病之祖，其十二经五脏六腑之井荥俞经合各穴之发明。非开天明道之圣人不能通晓，非后世言解剖者，所能几其万一。凡人周身之穴道，及用针灸治病之方法，俱由此篇逐渐发明，尤为针灸家不可不读。

黄帝问于岐伯曰：凡刺之道，必通十二经络之所终始，络脉之所别处，五输之所留，六腑之所与合，四时之所出入，五脏之所溜处，阔数之度，浅深之状，高下所至。愿闻其解。岐伯曰：请言其次也。肺出于少商，少商者，手大指端内侧也，为井木；溜于鱼际，鱼际者，手鱼也，为荥；注于太渊，太渊，鱼后一寸陷者中也，为腧；行于经渠，经渠，寸口中也，动而不居，为经；入于尺泽，尺泽，肘中之动脉也，为合，手太阴经也。

心出于中冲，中冲，手中指之端也，为井木；溜于劳宫，劳宫，掌中中指本节之内间也，为荥；注于大陵，大陵，掌后两骨之间方下者也，为腧；行于间使，间使之道，两筋之间，三寸之中也，有过则至，无过则止，为经；入于曲泽，曲泽，肘内廉下陷者之中也，屈而得之，为合，手少阴也。

肝出于大敦，大敦者，足大指之端及三毛之中也，为井木；溜于行间，行间，足大指间也，为荥；注于太冲，太冲，行间上二寸陷者之中也，为腧；行于中封，中封，内踝之前一寸半，陷者之中，使逆则宛，使和则通，摇足而得之，为经；入于曲泉，曲泉，辅骨之下，大筋之上也，屈膝而得之，为合，足厥阴也。

脾出于隐白，隐白者，足大指之端内侧也，为井木；溜于大都，大都，本节之后，下陷者之中也，为荥；注于太白，太白，腕骨之下也，为腧；行于商丘，商丘，内踝之下，陷者之中也，为经；入于阴之陵泉，阴之陵泉，辅骨之下，陷者之中也，伸而得之，为合，足太阴也。

肾出于涌泉，涌泉者，足心也，为井木；溜于然谷，然谷，然骨之下者也，为荥；注于太溪，太溪，内踝之后，跟骨之上，陷中者也，为腧；行于复溜，复溜，上内踝二寸，动而不休，为经；入于阴谷，阴谷，辅骨之后，大筋之下，小筋之上也，按之应手，屈膝而得之，为合，足少阴经也。

膀胱出于至阴，至阴者，足小指之端也，为井金；溜于通谷，通谷，本节之前外侧也，为荥；注于束骨，束骨，本节之后，陷者中也，为腧；过于京骨，京骨，足外侧大骨之下，为原；行于昆仑，昆仑，在外踝之后，跟骨之上，为经；入于委中，委中，腘中央，为合，委而取之，足太阳也。

胆出于窍阴，窍阴者，足小指次指之端也，为井金；溜于侠溪，侠溪，足小指次指之间也，为荥；注于临泣，临泣，上行一寸半陷者中也，为腧；过于丘墟，丘墟，外踝之前下，陷者中也，为原；行于阳辅，阳辅，外踝之上，辅骨之前，及绝骨之端也，为经；入于阳之陵泉，阳之陵泉，在膝外陷者中也，为合，伸而得之，足少阳也。

胃出于厉兑，厉兑者，足大指内次指之端也，为井金；溜于内庭，内庭，次指外间也，为荥；注于陷谷，陷谷者，上中指内间上行二寸陷者中也，为腧；过于冲阳，冲阳，足跗上五寸陷者中也，为原。摇足而得之；行于解溪，解溪，上冲阳一寸半陷者中也，为经；入于下陵，下陵，膝下三寸，胻骨外三里也，为合；复下三里三寸为巨虚上廉，复下上廉三寸为巨虚下廉也，大肠属上，小肠属下，足阳明胃脉也，大肠小肠，皆属于胃，是足阳明也。

三焦者，上合手少阳，出于关冲，关冲者，手小指次指之端也，为井金；溜于液门，液门，小指次指之间也，为荥；注于中渚，中渚，本节之后陷者中也，为腧；过于阳池，阳池，在腕上陷者之中也，为原；

行于支沟，支沟，上腕三寸，两骨之间陷者中也，为经；入于天井，天井，在肘外大骨之上陷者中也，为合，屈肘乃得之；三焦下腧，在于足大指之前，少阳之后，出于腘中外廉，名曰委阳，是太阳络也。手少阳经也。三焦者，足少阳太阴之所将，太阳之别也，上踝五寸，别入贯腨肠，出于委阳，并太阳之正，入络膀胱，约下焦，实则闭癃，虚则遗溺，遗溺则补之，闭癃则泻之。

手太阳小肠者，上合手太阳，出于少泽，少泽，小指之端也，为井金；溜于前谷，前谷，在手外廉本节前陷者中也，为荥；注于后溪，后溪者，在手外侧本节之后也，为腧；过于腕骨，腕骨，在手外侧腕骨之前，为原；行于阳谷，阳谷，在锐骨之下陷者中也，为经；入于小海，小海，在肘内大骨之外，去端半寸陷者中也，伸臂而得之，为合，手太阳经也。

大肠上合手阳明，出于商阳，商阳，大指次指之端也，为井金；溜于本节之前二间，为荥；注于本节之后三间，为腧；过于合谷，合谷，在大指岐骨之间，为原；行于阳溪，阳溪在两筋间陷者中也，为经；入手曲池，在肘外辅骨陷者中，屈臂而得之，为合，手阳明也，是五脏六腑之腧，五五二十五腧，六六三十六腧也。六腑皆出足之三阳，上合于手者也。

缺盆之中，任脉也，名曰天突，一。次任脉侧之动脉，足阳明也，名曰人迎，二。次脉手阳明也，名曰扶突，三。次脉手太阳也，名曰天窗，四。次脉足少阳也，名曰天容，五。次脉手少阳也，名曰天牖，六。次脉足太阳也，名曰天柱，七。次脉颈中央之脉，督脉也，名曰风府。腋内动脉，手太阴也，名曰天府。腋下三寸，手心主也，名曰天池。

刺上关者，呿不能欠；刺下关者，欠不能呿。刺犊鼻者，屈不能伸；刺两关者，伸不能屈。

足阳明挟喉之动脉也，其腧在膺中。手阳明次在其腧外，不至曲颊一寸。手太阳当曲颊。足少阳在耳下曲颊之后。手少阳出耳后，上加完骨之上。足太阳挟项大筋之中发际。阴尺动脉在五里，五腧之禁也。

肺合大肠，大肠者，传道之府。心合小肠，小肠者，受盛之府。肝合胆，胆者，中精之府。脾合胃，胃者，五谷之府。肾合膀胱，膀胱者，津液之府也。少阳属肾，肾上连肺，故将两脏。三焦者，中渎之府也，水道出焉，属膀胱，是孤之腑也。是六腑之所与合者。

春取络脉诸荥大筋分肉之间，甚者深取之，间者浅取之。夏取诸腧孙络肌肉皮肤之上。秋取诸合，余如春法。冬取诸井诸腧之分，欲深而留之。此四时之序，气之所处，病之所舍，藏之所宜。转筋者，立而取之，可令遂已。痿厥者，张而刺之，可令立快也。

（三）《灵枢·九针十二原》篇

此篇为《内经》言针法之祖。虽所用之针，古今沿革不同，而所云针法之精微奥妙，万世不能出其范围。针灸家不读此篇，是数典而忘其祖，不知其如何措手矣。

黄帝问于岐伯曰：余子万民，养百姓，而收其租税。余哀其不给，而属有疾病。余欲勿使被毒药，无用砭石，欲以微针通其经脉，调其血气，营其逆顺出入之会。令可传于后世，必明为之法。令终而不灭，久而不绝，易用难忘，为之经纪。异其章，别其表里，为之终始。令各有形，先立针经。愿闻其情。岐伯答曰：臣请推而次之，令有纲纪，始于一，终于九焉。请言其道。小针之要，易陈而难入，粗守形，上守神，神乎，神客在门，未睹其疾，恶知其原。刺之微，在速迟，粗守关，上守机，机之动，不离其空，空中之机，清静而微，其来不可逢，其往不可追。知机之道者，不可挂以发，不知机道，叩之不发，知其往来，要与之期，粗之暗乎，妙哉工独有之。往者为逆，来者为顺，明知逆顺，正行无问。迎而夺之，恶得无虚，追而济之，恶得无实，迎之随之，以意和之，针道毕矣。

凡用针者，虚则实之，满则泄之，宛陈则除之，邪胜则虚之。大要曰：徐而疾则实，疾而徐则虚。言实与虚，若有若无，察后与先，若存若亡，为虚与实，若得若失。

虚实之要，九针最妙，补泻之时，以针为之。泻曰：必持内之，放而出之，排阳得针，邪气得泄。按而引针，是谓内温，血不得散，气不得出也。补曰随之，随之意若妄之，若行若按，如蚊虻止，如留如还，去如弦绝，令左属右，其气故止，外门已闭，中气乃实，必无留血，急取诛之。持针之道，坚者为宝，正指直刺，无针左右，神在秋毫，属意病者，审视血脉者，刺之无殆。方刺之时，必在悬阳，及与两卫，神属勿去，知病存亡。血脉者，在腧横居，视之独澄，切之独坚。

九针之名，各不同形：一曰镵针，长一寸六分；二曰员针，长一寸六分；三曰鍉针，长三寸半；四曰锋针，长一寸六分；五曰铍针，长四寸，广二分半；六曰员利针，长一寸六分；七曰毫针，长三寸六分；八曰长针，长七寸；九曰大针，长四寸。镵针者，头大末锐，去泻阳气。员针者，针如卵形，揩摩分间，不得伤肌肉，以泻分气。鍉针者，锋如黍粟之锐，主按脉勿陷，以致其气。锋针者，刃三偶，以发痼疾。铍针者，末知剑锋，以取大脓。员利针者，大如氂，且员且锐，中身微大，以取暴气。毫针者，尖如蚊虻喙，静以徐往，微以久留之而养，以取痛痹。长针者，锋利身薄，可以取远痹。大针者，尖如挺，其锋微员，以泻机关之水也。九针毕矣。

夫气之在脉也，邪气在上，浊气在中，清气在下。故针陷脉则邪气出，针中脉则浊气出，针太深则邪气反沉，病益。故曰：皮肉筋脉各有所处，病各有所宜，各不同形，各以任其所宜。无实无虚，损不足而益有余，是谓甚病，病益甚。取五脉者死，取三脉者恇；夺阴者死，夺阳者狂，针害毕矣。

刺之而气不至，无问其数；刺之而气至，乃去之，勿复针。针各有所宜，各不同形，各任其所为。刺之要，气至而有效，效之信，若风之吹云，明乎若见苍天，刺之道毕矣。

黄帝曰：愿闻五脏六腑所出之处。岐伯曰：五脏五腧，五五二十五腧。六腑六腧，六六三十六腧。经脉十二，络脉十五，凡二十七气，以上下，所出为井，所溜为荥，所注为腧，所行为经，所入为合，二十七气所行，皆在五腧也。节之交，三百六十五会，知其要者，一言而终，不知其要，流散无穷。所言节者，神气之所游行出入也，非皮肉筋骨也。睹其色，察其目，知其散复；一其形，听其动静，知其邪正。右主推之，左持而御之，气至而去之。

凡将用针，必先诊脉，视气之剧易，乃可以治也。五脏之气已绝于内，而用针者反实其外，是谓重竭，重竭必死，其死也静，治之者，辄反其气，取腋与膺；五脏之气已绝于外，而用针者反实其内，是谓逆厥，逆厥则必死，其死也躁，治之者，反取四末。刺之害中而不去，则精泄；害中而去，则致气。精泄则病益甚而恇，致气则生为痈疡。

五脏有六腑，六腑有十二原，十二原出于四关，四关主治五脏。五脏有疾，当取之十二原，十二原者，五脏之所以禀三百六十五节气味也。五脏有疾也，应出十二原，而原各有所出，明知其原，睹其应，而知五脏之害矣。阳中之少阴，肺也，其原出于太渊，太渊二。阳中之太阳，心也，其原出于大陵，大陵二。阴中之少阳，肝也，其原出于太冲，太冲二。阴中之至阴，脾也，其原出于太白，太白二。阴中之太阴，肾也，其原出太溪，太溪二。膏之原，出于鸠尾，鸠尾一。肓之原，出于脖胦，脖胦一。凡此十二原者，主治五脏六腑之有疾者也。胀取三阳，飧泄取三阴。

今夫五脏之有疾也，譬犹刺也，犹污也，犹结也，犹闭也。刺虽久，犹可拔也；污虽久，犹可雪也；结虽久，犹可解也；闭虽久，犹可决也。或言久疾之不可取者，非其说也。夫善用针者，取其疾也，犹拔刺也，犹雪污也，犹解结也，犹决闭也。疾虽久，犹可毕也。言不可治者，未得其术也。

刺诸热者，如以手探汤；刺寒清者，如人不欲行。阴有阳疾者，取之下陵三里，正往无殆，气下乃止，不下复始也。疾高而内者，取之阴之陵泉；疾高而外者，取之阳之陵泉也。

（四）《灵枢·小针解》

此篇乃前篇之注解，与《素问·针解篇》大同小异，皆古圣针法之真传。恐后世以讹传讹，故特著此二篇，以防后世之贻误。凡习针法者，万不可不读。

所谓易陈者，易言也。难入者，难著于人也。粗守形者，守刺法也。上守神者，守人之血气有余不足，可补泻也。神客者，正邪共会也。神者，正气也。客者，邪气也。在门者，邪循正气之所出入也。未睹其疾者，先知邪正何经之疾也。恶知其原者，先知何经之病所取之处也。刺之微在数迟者，徐疾之意也。粗守关者，守四肢而不知血气正邪之往来也。上守机者，知守气也。机之动不离其空中者，知气之虚实，用针之徐疾也。空中之机清净以微者，针以得气，密意守气勿失也。其来不可逢者，气盛不可补也。其往不可追者，气虚不可泻也。不可挂以发者，言气易失也。扣之不发者，言不知补泻之意也，血气已尽而气不下也。知其往来者，知气之逆顺盛虚也。要与之期者，知气之可取之时也。粗之暗者，冥冥不知气之微密也。妙哉！工独有之者，尽知针意也。往者为逆者，言气之虚而小，小者逆也。来者为顺者，言形气之平，平者顺也。明知逆顺，正行无问者，言知所取之处也。迎而夺之者，泻也。追而济之者，补也。所谓虚则实之者，气口虚而当补之也。满则泄之者，气口盛而当泻之也。宛陈则除之者，去血脉也。邪胜则虚之者，言诸经有盛者，皆泻其邪也。徐而疾则实者，言徐内而疾出也。疾而徐则虚者，言疾内而徐出也。言实与虚若有若无者，言实者有气，虚者无气也。察后与先若亡若存者，言气之虚实，补泻之先后也，察其气之已下与常存也。为虚与实若得若失者，言补者佖然若有得也，泻则怳然有失也。夫气之在脉也邪气在上者，言邪气之中人也高，故邪气在上也。浊气在中者，言水谷皆入于胃，其精气上注于肺，浊溜于肠胃，言寒温不适，饮食不节，而病生于肠胃，故命曰浊气在中也。清气在下者，言清湿地气之中人也，必从足始，故曰清气在下也。针陷脉则邪气出者，取之上。针中脉则浊气出者，取之阳明合也。针太深则邪气反沉者，言浅浮之病，不欲深刺也，深则邪气从之入，故曰反沉也。皮肉筋脉各有所处者，言经络各有所主也。取五脉者死，言病在中，气不足，但用针尽大泻其诸阴之脉也。取三阳之脉者，唯言尽泻三阳之气，令病恇然不复也。夺阴者死，言取尺之五里五往者也。夺阳者狂，正言也。睹其色、察其目、知其散复、一其形、听其动静者，言上工知相五色于目，有知调尺寸小大缓急滑涩，以言所病也。知其邪正者，知论虚邪与正邪之风也。右主推之，左持而御之者，言持针而出入也。气至而去之者，言补泻气调而去之也。调气在于终始一者，持心也。节之交三百六十五会者，络脉之渗灌诸节者也。所谓五脏之气已绝于内者，脉口气内绝不至，反取其外之病处与阳经之合，有留针以致阳气，阳气至则内重竭，重竭则死矣，其死也无气以动，故静。所谓五脏之气已绝于外者，脉口气外绝不至，反取其四末之输，有留针以致其阴气，阴气至则阳气反入，入则逆，逆则死矣，其死也阴气有余，故躁。所以察其目者，五脏使五色循明，循明则声章，声章者，则言声与平生异也。

（五）《灵枢·营气》篇

此篇论营血之专行于经隧，循环无端，而成十二经脉，须与第一篇参看，其理益明。

黄帝曰：营气之道，内谷为宝。谷入于胃，乃传之肺，流溢于中，布散于外，精专者行于经隧，常营无已，终而复始，是谓天地之纪。故气从太阴出，注手阳明，上行注足阳明，下行至跗上，注大指间，与太阴合，上行抵髀。从脾注心中，循手少阴出腋下臂，注小指合手太阳，上行乘腋出𩓐内，注目内眦，上巅下项，合足太阳，循脊下尻，下行注小指之端，循足心注足少阴，上行注肾，从肾注心，外散于胸中。循心主脉出腋下臂，出两筋之间，入掌中，出中指之端，还注小指次指之端，合手少阳，上行注膻中，散于三焦，从三焦注胆，出胁注足少阳，下行至跗上，复从跗注大指间，合足厥阴，上行至肝，从肝上注肺，上循喉咙，入颃颡之窍，究于畜门。其支别者，上额循巅下项中，循脊入骶，是督脉也，络阴器，上过毛中，入脐中，上循腹里，入缺盆，下注肺中，复出太阴。此营气之所行也，逆顺之常也。

（六）《灵枢·营卫生会》篇

此篇论营卫之所由生，及三焦生化之原理。凡针法皆借营卫以为用，如不明营卫循行与三焦相关之理，则区区毫芒之针，如何发生效力。且所谓刺营无伤卫，刺卫无伤营者，果如所指，又果何以措手耶。

黄帝问于岐伯曰：人焉受气？阴阳焉会？何气为营？何气为卫？营安从生？卫于焉会？老壮不同气，阴阳异位，愿闻其会。岐伯答曰：人受气于谷，谷入于胃，以传与肺，五脏六腑，皆以受气，其清者为营，浊者为卫，营在脉中，卫在脉外，营周不休，五十而复大会。阴阳相贯，如环无端。卫气行于阴二十五度，行于阳二十五度，分为昼夜，故气至阳而起，至阴而止。故曰：日中而阳陇为重阳，夜半而阴陇为重阴。故太阴主内，太阳主外，各行二十五度，分为昼夜。夜半为阴陇，夜半后而为阴衰，平旦阴尽而阳受气矣。日中为阳陇，日西而阳衰，日入阳尽而阴受气矣。夜半而大会，万民皆卧，命曰合阴，平旦阴尽而阳受气，如是无已，与天地同纪。

黄帝曰：老人之不夜瞑者，何气使然？少壮之人不昼瞑者，何气使然？岐伯答曰：壮者之气血盛，其肌肉滑，气道通，营卫之行，不失其常，故昼精而夜瞑。老者之气血衰，其肌肉枯，气道涩，五脏之气相搏，其营气衰少而卫气内伐，故昼不精，夜不瞑。

黄帝曰：愿闻营卫之所行，皆何道从来？岐伯答曰：营出于中焦，卫出于下焦。黄帝曰：愿闻三焦之所出。岐伯答曰：上焦出于胃上口，并咽以上贯膈而布胸中，走腋，循太阴之分而行，还至阳明，上至舌，下足阳明，常与营俱行于阳二十五度，行于阴亦二十五度一周也，故五十度而复大会于手太阴矣。

黄帝曰：人有热饮食下胃，其气未定，汗则出，或出于面，或出于背，或出于身半，其不循卫气之道而出何也？岐伯曰：此外伤于风，内开腠理，毛蒸理泄，卫气走之，固不得循其道，此气慓悍滑疾，见开而出，故不得从其道，故命曰漏泄。

黄帝曰：愿闻中焦之所出。岐伯答曰：中焦亦并胃中，出上焦之后，此所受气者，泌糟粕，蒸津液，化其精微，上注于肺脉，乃化而为血，以奉生身，莫贵于此，故独得行于经隧，命曰营气。黄帝曰：夫血之与气，异名同类，何谓也？岐伯答曰：营卫者，精气也。血者，神气也。故血之与气，异名同类焉。故夺血者无汗，夺汗者无血，故人生有两死而无两生。

黄帝曰：愿闻下焦之所出。岐伯曰：下焦者，别回肠，注于膀胱而渗入焉。故水谷者，常并居于胃中，成糟粕，而俱下于大肠，而成下焦，渗而俱下，济泌别汁，循下焦而渗入膀胱焉。

黄帝曰：人饮酒，酒亦入胃，谷未熟而小便独先下何也？岐伯答曰：酒者，熟谷之液也，其气悍以清，故后谷而入，先谷而液出焉。黄帝曰：善。余闻上焦如雾，中焦如沤，下焦如渎，此之谓也。

（七）《素问·离合真邪论》篇

此篇论审症候气，引针补泻之法，至详且尽，为后世针家所宗祖，亟录之以示模范。

黄帝问曰：余闻九针九篇，夫子乃因而九之，九九八十一篇，余尽通其意矣。经言气之盛衰，左右倾移，以上调下，以左调右，有余不足，补泻于荥输，余知之矣。此皆荣卫之倾移，虚实之所生，非邪气从外入于经也。余愿闻邪气之在经也，其病人何如？取之奈何？岐伯对曰：夫圣人之起度数，必应于天地，故天有宿度，地有经水，人有经脉。天地温和，则经水安静；天寒地冻，则经水凝泣；天暑地热，则经水沸溢；卒风暴起，则经水波涌而陇起。夫邪之入于脉也，寒则血凝泣，暑则气淖泽，虚邪因而入客，亦如经水之得风也，经之动脉，其至也亦时陇起，其行于脉中循循然，其至寸口中手也，时大时小，大则邪至，小则平，其行无常处，在阴与阳，不可为度，从而察之，三部九候，卒然逢之，早遏其路。吸则内针，无令气忤，静以久留，无令邪布，吸则转针，以得气为故，候呼引针，呼尽乃去，大气皆出，故命曰泻。帝曰：不足者补之奈何？岐伯曰：必先扪而循之，切而散之，推而按之，弹而怒之，抓而下之，通而取之，外引其门，以闭其神，呼尽内针，静以久留，以气至为故，如待所贵，不知日暮，其气以至，适而自护，候吸引针，气不得出，各在其处，推阖其门，令神气存，大气留止，故命曰补。帝曰：候气奈何？岐伯曰：夫邪去络入于经也，舍于血脉之中，其寒温未相得，如涌波之起也，时来时去，故不常在。故曰方其来也，必按而止之，止而取之，无逢其冲而泻之。真气者，经气者，经气太虚，故曰其来不可逢，此之谓也。故曰候邪不审，大气已过，泻之则真气脱，脱则不复，邪气复至，而病益蓄，故曰其往不可追，此之谓也。不可挂以发者，待邪之至时而发针泻矣，若先若后者，血气已尽，其病不可下，故曰知其可取如发机，不知其取如扣椎，故曰知机道者不可挂以发，不知机者扣之不发，此之谓也。帝曰：补泻奈何？岐伯曰：此攻邪也，疾出以去盛血，而复其真气，此邪新客，溶溶未有定处也，推之则前，引之则止，逆而刺之，温血也。刺出其血，其病立已。帝曰：善。然真邪以合，波陇不起，候之奈何？岐伯曰：审扪循三部九候之盛虚而调之，察其左右上下相失及相减者，审其病藏以期之。不知三部者，阴阳不别，天地不分。地以候地，天以候天，人以候人，调之中府，以定三部，故曰刺不知三部九候病脉之处，虽有大过且至，工不能禁也。诛罚无过，命曰大惑，反乱大经，真不可复，用实为虚，以邪为真，用针无义，反为气贼，夺人正气，以从为逆，荣卫散乱，其气已失，邪独内著，绝人长命，予人天殃，不知三部九候，故不能久长。因不知合之四时五行，因加相胜，释邪攻正，绝人长命。邪之新客来也，未有定处，推之则前，引之则止，逢而泻之，其病立已。

（八）《素问·刺要论》篇

此篇与下篇《刺齐论》，全元起本原为一篇，王冰分而为二。统论刺法之浅深，戒以过深致害，针家不可不知。

黄帝问曰：愿闻刺要。岐伯对曰：病有浮沉，刺有浅深，各至其理，无过其道。过之则内伤，不及则生外壅，壅则邪从之。浅深不得，反为大贼，内动五脏，后生大病。故曰：病有在毫毛腠理者，有在皮肤者，有在肌肉者，有在脉者，有在筋者，有在骨者，有在髓者。是故刺毫毛腠理无伤皮，皮伤则内动肺，肺动则秋病温疟，泝泝然寒栗。刺皮无伤肉，肉伤则内动脾，脾动则七十二日四季之月，病腹胀烦不嗜食。

刺肉无伤脉，脉伤则内动心，心动则夏病心痛。刺脉无伤筋，筋伤则内动肝，肝动则春病热而筋弛。刺筋无伤骨，骨伤则内动肾，肾动则冬病胀腰痛。刺骨无伤髓，髓伤则销铄胻酸，体解㑊然不去矣。

（九）《素问·刺齐论》篇

义已见前。

黄帝问曰：愿闻刺浅深之分。岐伯对曰：刺骨者无伤筋，刺筋者无伤肉，刺肉者无伤脉，刺脉者无伤皮，刺皮者无伤肉，刺肉者无伤筋，刺筋者无伤骨。帝曰：余未知其所谓，愿闻其解。岐伯曰：刺骨无伤筋者，针至筋而去，不及骨也。刺筋无伤肉者，至肉而去，不及筋也。刺肉无伤脉者，至脉而去，不及肉也。刺脉无伤皮者，至皮而去，不及脉也。所谓刺皮无伤肉者，病在皮中，针入皮中，无伤肉也。刺肉无伤筋者，过肉中筋也。刺筋无伤骨者，过筋中骨也。此之谓反也。

（十）《素问·刺禁论》篇

此篇论禁刺之要害，凡针家皆宜三复之。

黄帝问曰：愿闻禁数。岐伯曰：脏有要害，不可不察，肝生于左，肺藏于右，心部于表，肾治于里，脾为之使，胃为之市。膈肓之上，中有父母，七节之傍，中有小心，从之有福，逆之有咎。刺中心，一日死，其动为噫。刺中肝，五日死，其动为语。刺中肾，六日死，其动为嚏。刺中肺，三日死，其动为咳。刺中脾，十日死，其动为吞。刺中胆，一日半死，其动为呕。刺跗上中大脉，血出不止死。刺面中溜脉，不幸为盲。刺头中脑户，入脑立死。刺舌下中脉太过，血出不止为喑。刺足下布络中脉，血不出为肿。刺郄中大脉，令人仆脱色。刺气街中脉，血不出，为肿鼠仆。刺脊间中髓，为伛。刺乳上，中乳房，为肿根蚀。刺缺盆中内陷，气泄，令人喘咳逆。刺手鱼腹内陷，为肿。无刺大醉，令人气乱。无刺大怒，令人气逆。无刺大劳人，无刺新饱人，无刺大饥人，无刺大渴人，无刺大惊人。刺阴股中大脉，血出不止死。刺客主人内陷中脉，为内漏为聋。刺膝髌出液，为跛。刺臂太阴脉，出血多立死。刺足少阴脉，重虚出血，为舌难以言。刺膺中陷中肺，为喘逆仰息。刺肘中内陷，气归之，为不屈伸。刺阴股下三寸内陷，令人遗溺。刺掖下胁间内陷，令人咳。刺少腹中膀胱溺出，令人少腹满。刺腨肠内陷，为肿。刺匡上陷骨中脉，为漏为盲。刺关节中液出，不得屈伸。

（十一）《素问·刺志论》篇

此篇以气血随谷脉为虚实，叮咛反复，以免误针。可见针灸家于虚实寒热补泻之道，亟应讲求，不得笼统施治。

黄帝问曰：愿闻虚实之要。岐伯对曰：气实形实，气虚形虚，此其常也，反此者病。谷盛气盛，谷虚气虚，此其常也，反此者病。脉实血实，脉虚血虚，此其常也，反此者病。帝曰：如何而反？岐伯曰：气虚身热，此谓反也。谷入多而气少，此谓反也。谷不入而气多，此谓反也。脉盛血少，此谓反也。脉小血多，此谓反也。气盛身寒，得之伤寒。气虚身热，得之伤暑。谷入多而气少者，得之有所脱血，湿居下也。谷入少而气多者，邪在胃及与肺也。脉小血多者，饮中热也。脉大血少者，脉有风气，水浆不入，此之谓也。夫实者，气入也。虚者，气出也。气实者，热也。气虚者，寒也。入实者，左手开针空也。入虚者，左手闭针空也。

（十二）《素问·针解》篇

此篇与《灵枢·小针解》大同小异，后半所释，非《九针十二原》篇之文。疑另有九针一篇，或在外经，今佚不传。篇末百二十四字，王冰已称义理残缺，莫可寻究，因上古之书，故且载之，以示一字千金之义。

黄帝问曰：愿闻九针之解，虚实之道。岐伯对曰：刺虚则实之者，针下热也，气实乃热也。满而泄之者，针下寒也，气虚乃寒也。菀陈则除之者，出恶血也。邪胜则虚之者，出针勿按。徐而疾则实者，徐出针而疾按之。疾而徐则虚者，疾出针而徐按之。言实与虚者，寒温气多少也。若无若有者，疾不可知也。察后与先者，知病先后也。为虚与实者，工勿失其法。若得若失者，离其法也。虚实之要，九针最妙者，为其各有所宜也。补泻之时者，与气开阖相合也。九针之名，各不同形者，针穷其所当补泻也。刺实须其虚者，留针阴气隆至，乃去针也。刺虚须其实者，阳气隆至，针下热乃去针也。经气已至，慎守勿失者，勿变更也。深浅在志者，知病之内外也。近远如一者，深浅其候等也。如临深渊者，不敢堕也。手如握虎者，欲其壮也。神无营于众物者，静志观病人，无左右视也。义无邪下者，欲端以正也。必正其神者，欲瞻病人目制其神，令气易行也。所谓三里者，下膝三寸也。所谓跗之者，举膝分易见也。巨虚者，跷足骱独陷者。下廉者，陷下者也。帝曰：余闻九针，上应天地四时阴阳，愿闻其方，令可传于后世以为常也。岐伯曰：夫一天、二地、三人、四时、五音、六律、七星、八风、九野，身形亦应之，针各有所宜，故曰九针。人皮应天，人肉应地，人脉应人，人筋应时，人声应音，人阴阳合气应律，人齿面目应星，人出入气应风，人九窍三百六十五络应野。故一针皮，二针肉，三针脉，四针筋，五针骨，六针调阴阳，七针益精，八针除风，九针通九窍，除三百六十五节气，此之谓各有所主也。人心意应八风，人气应天，人发齿耳目五声应五音六律，人阴阳脉血气应地，人肝目应之九。九窍三百六十五。人一以观动静，天二以候五色，七星应之，以候发毋泽。五音一以候宫、商、角、征、羽，六律有余不足应之。二地一以候高下、有余。九野一节，俞应之，以候闭节。三人变一，分人候齿，泄多血少，十分角之。变五分以候缓急，六分不足，三分寒关节。第九分四时，人寒温燥湿，四时一应之，以候相反，一四方各作解。

（十三）《难经》录要

六十二难曰：藏井荥有五，府独有六者，何谓也？然：府者，阳也。三焦行于诸阳，故置一俞，名曰原。所以府有六者，亦与三焦共一气也。

共一气，谓亦行于诸阳，非谓其气皆出于三焦也。

六十三难曰：《十变》言，五藏六府荥合，皆以井为始者，何也？然：井者，东方春也，万物之始生。诸蚑行喘息，蜎飞蠕动，当生之物，莫不以春生。故岁数始于春，日数始于甲，故以井为始也。

《灵·本输》篇：脏之井皆属木，腑之井皆属金。此言脏腑之井皆属木，越人或另有所本。《难经》有与《内经》互异之处，皆注明于每难之后，以俟考订。

六十四难曰：《十变》又言，阴井木，阳井金；阴荥火，阳荥水；阴俞土，阳俞木；阴经金，阳经火；阴合水，阳合土。阴阳皆不同，其意何也？然：是刚柔之事也。阴井乙木，阳井庚金。阳井庚，庚者，乙之刚也；阴井乙，乙者，庚之柔也。乙为木，故言阴井木也；庚为金，故言阳井金也。余皆仿此。

后半言阴阳配合之道，义颇精当。

六十五难曰：经言所出为井，所入为合，其法奈何？然：所出为井，井者，东方春也，万物之始生，故言所出为井也。所入为合，合者，北方冬也，阳气入藏，故言所入为合也。

六十六难曰：经言肺之原，出于太渊；心之原，出于大陵；肝之原，出于太冲；脾之原，出于大白；肾之原，出于太溪；少阴之原，出于兑骨；胆之原，出于丘墟；胃之原，出于冲阳；三焦之原，出于阳池；膀胱之原，出于京骨；大肠之原，出于合谷；小肠之原，出于腕骨。十二经皆以俞为原者，何也？然：五藏俞者，三焦之所行，气之所留止也。三焦所行之俞为原者，何也？然：齐下肾间动气者，人之生命也，十二经之根本也，故名曰原。三焦者，原气之别使也，主通行三气，经历于五藏六府。原者，三焦之尊号也，故所止辄为原。五藏六府之有病者，皆取其原也。

《灵·本输》篇：心出于中冲，为井木云云，乃以手厥阴包络之穴，为心所出入之处。因心为人身之主，精神所舍，其脏坚固，邪弗能容，故邪在心者，皆在包络。故以大陵为心之原。然《甲乙经》以少冲为心之井云云，是以心经，仍以本经之穴为井荥俞经合，实两经之所无。此以兑骨为少阴之原，或即甲乙之所本。

六十七难曰：五藏募皆在阴，而俞皆在阳者，何谓也？然：阴病行阳，阳病行阴。故令募在阴，俞在阳也。

六十八难曰：五藏六府，皆有井荥俞经合，皆何所主？然：经言所出为井，所流为荥，所注为俞，所行为经，所入为合。井主心下满，荥主身热，俞主体重节痛，经主喘咳寒热，合主逆气而泄。此五藏六府井荥俞经合所主病也。

六十九难曰：经言虚者补之，实者泻之，不实不虚，以经取之。何谓也？然：虚者补其母，实者泻其子，当先补之，然后泻之。不实不虚，以经取之者，是正经自生病，不中他邪也，当自取其经，故言以经取之。

《内经》补泻之法，或取本经，或取他经，或先泻后补，或先补后泻，或取一经，或取三四经，其法不一。若概以补母泻子为定法，则未必然也。

七十难曰：春夏刺浅，秋冬刺深者，何谓也？然：春夏者，阳气在上，人气亦在上，故当浅取之；秋冬者，阴气在下，人气亦在下，故当深取之。春夏各致一阴，秋冬各致一阳者，何谓也？然：春夏温，必致一阴者，初下针，沉之至肾肝之部，得气，引持之阴也。秋冬寒，必致一阳者，初内针，浅而浮之至心肺之部，得气，推内之阳也。是谓春夏必致一阴，秋冬必致一阳。

七十一难曰：经言刺荣无伤卫，刺卫无伤荣。何谓也？然：针阳者，卧针而刺之；刺阴者，以左手摄按所针荥俞之处，气散乃内针。是谓刺荣无伤卫，刺卫无伤荣也。

卧针即《灵·官针》篇浮刺之法。摄按散气，即《素问·离合真邪论》扪而循之等法。此取之以为刺阴、刺阳之道，亦简当可法。

七十二难曰：经言能知迎随之气，可令调之。调气之方，必在阴阳。何谓也？然：所谓迎随者，知荣卫之流行经脉之往来也。随其逆顺而取之，故曰迎随。调气之方，必在阴阳者，知其内外表里，随其阴阳而调之，故曰调气之方，必在阴阳。

七十三难曰：诸井者，肌肉浅薄，气少，不足使也，刺之奈何？然：诸井者，木也；荥者，火也。火者，木之子。当刺井者，以荥泻之。故经言补者不可以为泻，泻者不可以为补。此之谓也。

六十九难以别经为子母，此又以一经子母，义各殊而理极精。

七十四难曰：经言春刺井，夏刺荥，季夏刺俞，秋刺经，冬刺合者，何谓也？然：春刺井者，邪在肝；夏刺荥者，邪在心；季夏刺俞者，邪在脾；秋刺经者，邪在肺；冬刺合者，邪在肾。其肝、心、脾、肺、肾，而系于春、夏、秋、冬者，何也？然：五藏一病，辄有五也。假令肝病：色青者肝也，臊臭者肝也，喜酸者肝也，喜呼者肝也，喜泣者肝也。其病众多，不可尽言也。四时有数，而并系于春夏秋冬者也。针之要妙，在于秋毫者也。

七十五难曰：经言东方实，西方虚，泻南方，补北方，何谓也？然：金木水火土，当更相平。东方木也，西方金也。木欲实，金当平之；火欲实，水当平之；土欲实，木当平之；金欲实，火当平之；水欲实，土当平之。东方肝也，则知肝实；西方肺也，则知肺虚。泻南方火，补北方水。南方火，火者，木之子也；北方水，水者，木之母也，水胜火。子能令母实，母能令子虚，故泻火补水，欲令金得平木也。经曰：不能治其虚，何问其余。此之谓也。

六十九难：虚则补母，实则泻子。今实则泻子补母，虚则反补其子，未详何故。

七十六难曰：何谓补泻？当补之时，何所取气？当泻之时，何所置气？然：当补之时，从卫取气；当泻之时，从荣置气。其阳气不足，阴气有余，当先补其阳，而后泻其阴。阴气不足，阳气有余，当先补其阴，而后泻其阳。荣卫通行，此其要也。

七十七难曰：经言上工治未病，中工治已病者，何谓也？然：所谓治未病者，见肝之病，则知肝当传之与脾，故先实其脾气，无令得受肝之邪，故曰治未病焉。中工者，见肝之病，不晓相传，但一心治肝，故曰治已病也。

《金匮要略》首篇云上工治未病节，与此止合，而不见于《灵》、《素》两经。想仲景即引越人所说，而越人又另有所本也。

七十八难曰：针有补泻，何谓也？然：补泻之法，非必呼吸出内针也。知为针者信其左；不知为针者，信其右。当刺之时，先以左手厌按所针荥俞之处，弹而努之，爪而下之，其气之来，如动脉之状，顺针而刺之。得气因推而内之，是谓补；动而伸之，是谓泻。不得气，乃与男外女内。不得气，是为十死不治也。

呼吸出纳为补泻之法，即《素问·离合真邪论》所云是也。越人以为补泻之法，不止于死，故以信左信右之说发挥之。

七十九难曰：经言迎而夺之，安得无虚？随而济之，安得无实？虚之与实，若得若失；实之与虚，若有若无。何谓也？然：迎而夺之者，泻其子也；随而济之者，补其母也。假令心病，泻手心主俞，是谓迎而夺之者也；补手心主井，是谓随而济之者也。所谓实之与虚者，牢濡之意也。气来实牢者为得，濡虚者为失，故曰若得若失也。

《内经》针法，候其气之呼吸出入，及针锋之所向，以为补泻，是皆以一穴之顺逆为迎随。此则以针本经来处之穴，为迎为泻，针去处之穴，为随为补，是以本穴之前后穴为迎随矣。义相近而法各殊。

八十难曰：经言有见如入，有见如出者，何谓也？然：所谓有见如入者，谓左手见气来至，乃内针，针入见气尽，乃出针。是谓有见如入、有见如出也。

此节内如字皆读作而字，其义自明。

八十一难曰：经言无实实虚虚，损不足而益有余。是寸口脉耶？将病自有虚实耶？其损益奈何？然：是病，非谓寸口脉也。谓病自有虚实也。假令肝实而肺虚，肝者木也，肺者金也，金木当更相平，当知金平木。假令肺实而肝虚微少气，用针不补其肝，而反重实其肺，故曰实实虚虚，损不足而益有余。此者中工之所害也。

三、骨度尺寸图说

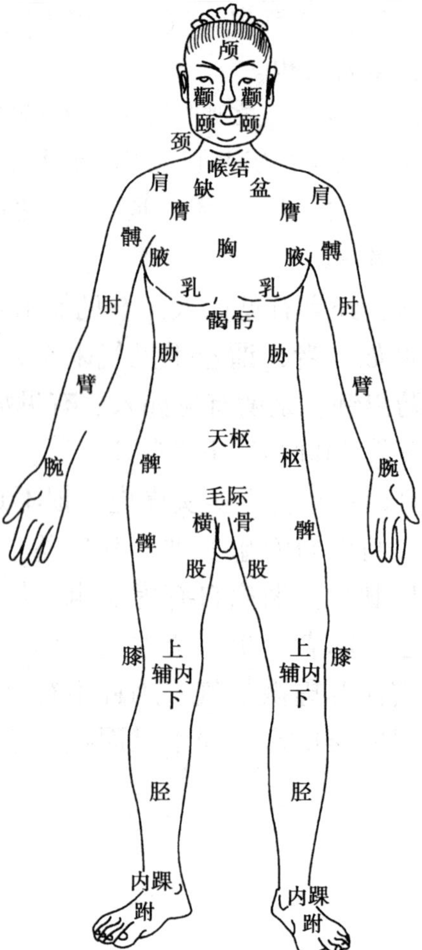

仰人骨度部位图

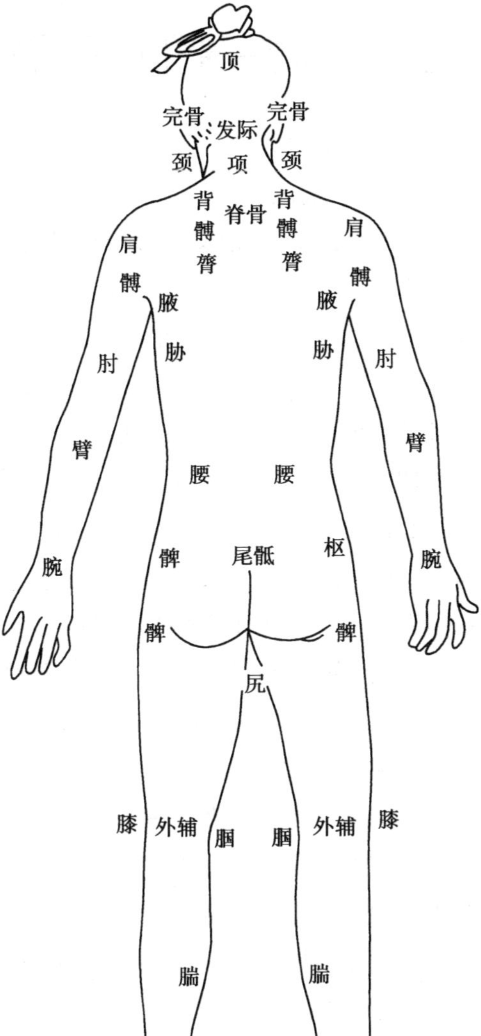
顶
完骨
完骨
发际
颈
项
颈
背
膊
膂
脊骨
背
膊
膂
肩
膊
肩
膊
腋
腋
胁
胁
肘
肘
臂
臂
腰
腰
腕
髀
尾骶
枢
腕
髀
髀
尻
膝
外辅
腘
腘
外辅
膝
腨
腨
踵
踵
跗
外踝
外踝
跗

伏人骨度部位图

（一）周身骨部名目

巅，顶巅也。脑，头中髓也。囟，音信，脑盖骨也。婴儿脑骨未合，软而跳动之处，谓之囟门是也。额颅，颅前为发际，发际前为额颅。颜，额上曰颜。《说文》曰眉目之间也。頞，音遏，鼻梁，亦名下极，即山根也。䪼，音拙，目下为䪼。颞颥，颞，柔涉切。颥音儒。耳前动处，盖即俗所云两太阳也，一曰鬓骨。颇，音坎，又海敢切。《释义》曰饥而面黄，与经义未合，详见经络类部分。頄，音求，颧颊间骨。颊，耳下曲处为颊。颐，音移，颔中为颐。颔，何敢切，腮下也，虎头燕颔义即此。目系，目内深处脉也。目内眦，目内角也。目锐眦，目外角也。人中，唇之上，鼻之下也。齿牙，前小者曰齿，后大者曰牙。舌本，舌根也。咽，所以通饮食，居喉之后。喉，所以通呼吸，居咽之前。嗌，音益，喉也。会厌，在喉间，为音声启闭之户。肺系，喉咙也。颃颡，颃音杭，又去上二声。颡，思党切，咽颡也。颈项，头茎之侧曰颈；头茎后为项，又脑后曰项。天柱骨，肩骨上际，颈骨之根也。肩解，膂上两角为肩解。肩胛，胛音甲，肩解下成片骨也，亦名肩髆。巨骨，膺上横骨。膺，音英，胸前为膺，一曰胸两旁高处为膺。胸中，两乳之间也。膈，膈膜也，膈上为宗气之所聚，是为膻中。腋，胁之上际。腹，脐之上下皆曰腹，脐下为少腹。季胁，胁下小肋。胠，区去二音，腋之下，胁之上也。鸠尾，蔽心骨也。髑骬，音结于，即鸠尾别名。眇中，眇音秒，季胁下两旁空软处也。脊骨，脊音即，椎骨也。胂，音申，膂内曰胂，夹脊肉也。膂，吕同，脊骨曰吕，象形也，又曰火脊两旁肉也。髃骨，髃音鱼，端也，肩端之骨。腰骨，尻上横骨也，腰髁，髁，苦瓦切，中原雅音作去声。即腰髈骨,自是六椎而下,侠脊附着之处也。毛际,曲骨两旁为毛际,其动脉即足阳明之气冲也。睾,音高,阴丸也。篡,初贯切,屏翳两筋间为篡,篡内深处为下极。下极,两阴之间,屏翳处也,即会阴穴。臀,音屯,机后为臀,尻旁大肉。机,挟腰髋骨两旁为机。髋,音宽,尻臀也,一曰两股间。尻,开高切,尾骶骨也,亦名穷骨。肛,音工,又好纲切,俗作纲,大肠门也。臑,儒、软二音,又奴刀切,肩髆下内侧对腋处,高起耎白肉也。肘,手臂中节也,一曰自曲池以上为肘。臂,肘之上下皆名为臂,一曰自曲池以下为臂。腕,臂掌之交也。兑骨,手外踝也。寸口,关前后两手动脉处,皆曰寸口。关,手掌后动脉,高骨处曰关。鱼际,在手腕之前,其肥肉隆起处形如鱼者,统谓之鱼。寸之前,鱼之后,曰鱼际穴。大指次指,谓大指之次指,即食指也,足亦同。小指次指,小指之次指,即无名指也,足亦同。髀,比、婢二音,股也,一曰股骨。髀关,伏兔上交纹处,曰髀关。髀厌,捷骨之下为髀厌,即髀枢中也。髀枢,捷骨之下,髀之上,曰髀枢,当环跳穴。股,大腿也。伏兔,髀前膝上起肉处,曰伏兔。膑,频、牝二音,膝盖骨也。腘,音国,膝后曲处,曰腘。辅骨,膝下内外侧大骨也。成骨,膝外廉之骨独起者。腨,音篆,一名腓肠下腿肚也。腓肠,腓音肥,足肚也。胻骨,胻音杭,又形敬切,足胫骨也。骭,音干,足胫骨也。胫,形景、形敬二切,足茎骨也。绝骨,外踝上尖骨曰绝骨。䐃,劬允切,筋肉结聚之处也。直音云肠中脂。王氏曰肘膝后肉如块者。踝骨,踝,胡寡切,足跗后两旁圆骨,内曰内踝,外曰外踝,俗名孤拐骨。手腕两旁圆骨亦名踝骨。跗,附、敷二音,足面也。内筋,内踝上大筋,在太阴后,上踝二寸所。足岐骨,大指本节后曰岐骨。跟(音根)骨,足根也。覈骨,覈,亥陌切,又胡骨。亥,不二切。

一作核骨。足大指本节后，内侧圆骨也。踵，足根也。踹，音煅，足根也，本经与腨通用。胪，闾、卢二音，皮也。一曰腹前曰胪。三毛，足大指爪甲后为三毛，毛后横纹为聚毛。

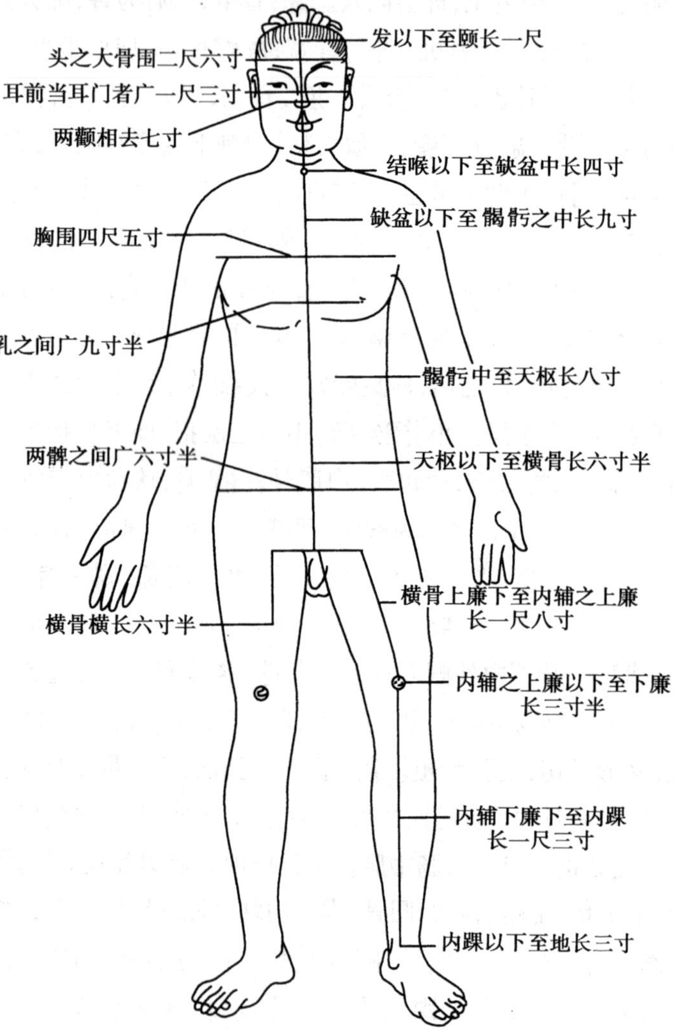

仰人骨度尺寸图

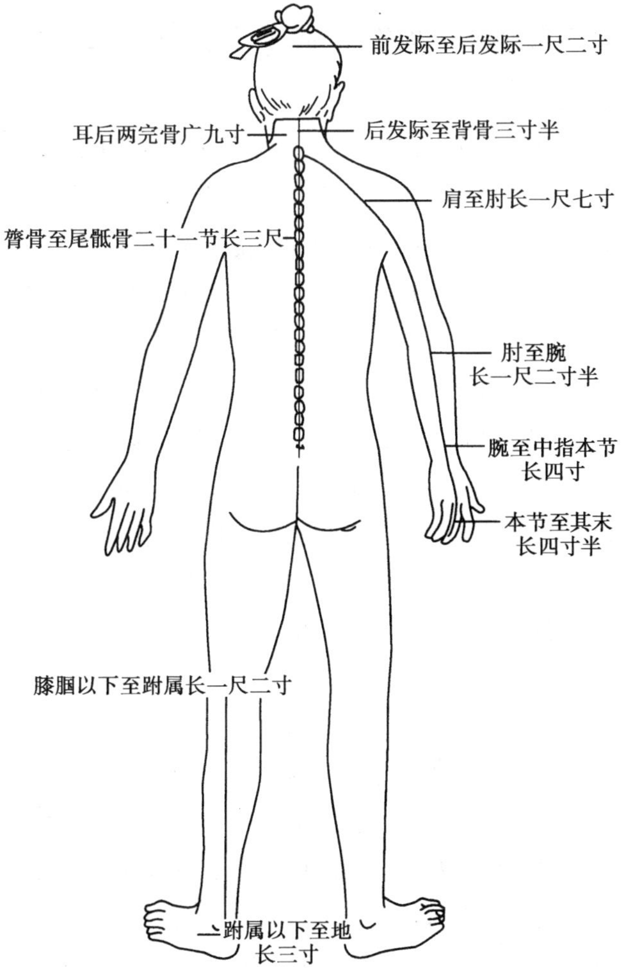

前发际至后发际一尺二寸
耳后两完骨广九寸
后发际至背骨三寸半
肩至肘长一尺七寸
膂骨至尾骶骨二十一节长三尺
肘至腕
长一尺二寸半
腕至中指本节
长四寸
本节至其末
长四寸半
膝腘以下至跗属长一尺二寸
跗属以下至地
长三寸

伏人骨度尺寸图

（二）骨度 下文皆《骨度》篇古数，然骨之大者则大，过小者则不及，此亦言其则耳

头部

头之大骨围二尺六寸。发所覆者，颅至项一尺二寸。颅额颅覆者，言前发际至后项发际也。发以下至颐长一尺。颔中为颐，颔，腮也。两颧相去七寸。角以下至柱骨，长一尺。耳上侧旁曰角。肩膺上际颈根曰柱骨。耳前当耳门者，广一尺三寸。耳后当完骨者，广九寸。完骨，耳后发际高骨也。项发以下至背骨长三寸半。自后发际以至大椎项骨三节处也。头部折法。以前发际至后发际折为一尺二寸。如发际不明。则取眉心直上后至大杼骨折作一尺八寸。此为直寸。横寸法，以眼内角至外角比为一寸。头部横直寸法。并依此。

督脉神庭至太阳曲差，曲差至少阳本神，本神至阳明头维，各开一寸半。自神庭至头维，共开四寸半。

胸腹部

结喉以下至缺盆中，长四寸。此以巨骨上陷中而言，即天突穴处。缺盆以下至髑骬之中，长九寸。髑骬中至天枢，长八寸。天枢，足阳明穴名，在脐旁，此指平脐而言。天枢以下至横骨，长六寸半。横骨横长六寸半。毛际下骨曰横骨。按：此古数，以今用上下穴参较多有未合，宜从后胸腹折法为当。胸围四尺五寸，腰围四尺二寸。两乳之间，广九寸半。当折八寸为当。两髀之间，广六寸半。此当两股之中，横骨两头之处，俗名髀缝。胸腹折法：

直寸，以中行为三。自缺盆中天突穴起，至岐骨际上中庭穴止，折作八寸四分。自髃骬上岐骨际下至脐心，折作八寸。脐心下至毛际曲骨穴，折作五寸。横寸，以两乳相去折作八寸。胸腹横直寸法。并依此。

背部

膂骨以下至尾骶二十一节，长三尺。膂骨，脊骨也。脊骨外小而内巨，人之所以能负任者，以是骨之巨也。脊骨二十四节，今云二十一节者，除项骨三节不在内。尾骶骨，男子者尖，女子者平。背部折法：自大椎至尾骶，通折三尺。上七节，各长一寸四分一厘，共九寸八分七厘；中七节，各一寸六分一厘，共一尺一寸二分七厘，第十四节与脐平；下七节，各一寸二分六厘，共八寸八分二厘。总共二尺九寸九分六厘。不足四厘者，有零未尽也。直寸依此，横寸用中指同身寸法。脊骨内阔一寸。凡云第二行夹脊一寸半，三行夹脊三寸者，皆除脊一寸外，净以寸半、三寸论。故在二行，当为二寸。在三行，当为三寸半。

侧部

自柱骨下行腋中不见者，长四寸。柱骨，颈项根骨也。腋以下至季胁，长一尺二寸。季胁，小肋也。季胁以下至髀枢，长六寸。大腿曰股。股上曰髀。揵骨之下，大股之上，两骨合缝之所，曰髀枢，当足少阳之环跳穴处也。髀枢下至膝中，长一尺九寸。

四肢部

肩至肘长一尺七寸。肘至腕长一尺二寸半。臂之中节曰肘。腕至中指本节长四寸。臂掌之交曰腕。本节至其末，长四寸半。指之后节曰本节。横骨上廉下至内辅之上廉，长一尺八寸。骨际曰廉。膝旁之骨突出者，曰辅骨。内曰内辅，外曰外辅。内辅之上廉以下至下廉，长三寸半。上廉、下廉可摸而得。内辅下廉下至内踝，长一尺三寸。踝骨义见前。内踝以下至地，长三寸。膝以下至外踝，长一尺六寸。外踝以下至京骨，长三寸。京骨以下至地，长一寸。膝腘以下至跗属，长一尺二寸。腘，腿弯也。跗，足面也。膝在前，腘在后。跗属者，凡两踝前后，胫掌所交之处，皆为跗之属也。跗属以下至地，长三寸。足长一尺二寸，广四寸半。手足折量并用后中指同身寸法。

同身寸法说

同身寸者，谓同于人身之尺寸也。人之长短肥瘦，各自不同，而穴之横直，尺寸亦不能一。如今以中指同身寸法一概混用，则人瘦而指长，人肥而指短。岂不谬误？故必因其形而取之，方得其当。如标幽赋曰：取五穴用一穴而必端，取三经用一经而可正。盖谓并邻经而正一经，联邻穴而正一穴。譬之切字之法，上用一音，下用一韵，而夹其声于中，则其经穴之情，自无所遁矣。故头必因于头，腹必因于腹，背必因于背，手足必因于手足，总其长短大小而折中之，庶得谓之同身寸法。法附前各条之下，而后之所谓中指同身寸法者，虽不可混用。而亦有当用之处，并列于后。

中指同身寸法

以男左女右手大指中指，圆曲交接如环，取中指小节横纹两头尽处，比为一寸。凡手足尺寸及背部横寸，无折法之处，乃用此法，其他不必混用。

古今尺寸不同说

《骨度》篇曰：人长七尺五寸者，其骨节之大小长短各几何？伯高曰：头之大骨围二尺六寸。盖古之尺小，大约古之一尺，得今之八寸。其言七尺五寸者，得今之六尺，其言二尺六寸者，得今之二尺零八分也，其余仿此。然骨大者，必有太过；骨小者，必有不及。凡用折法者，但随人之大小而为盈缩，庶尽其善。

四、经脉孔穴起止图说

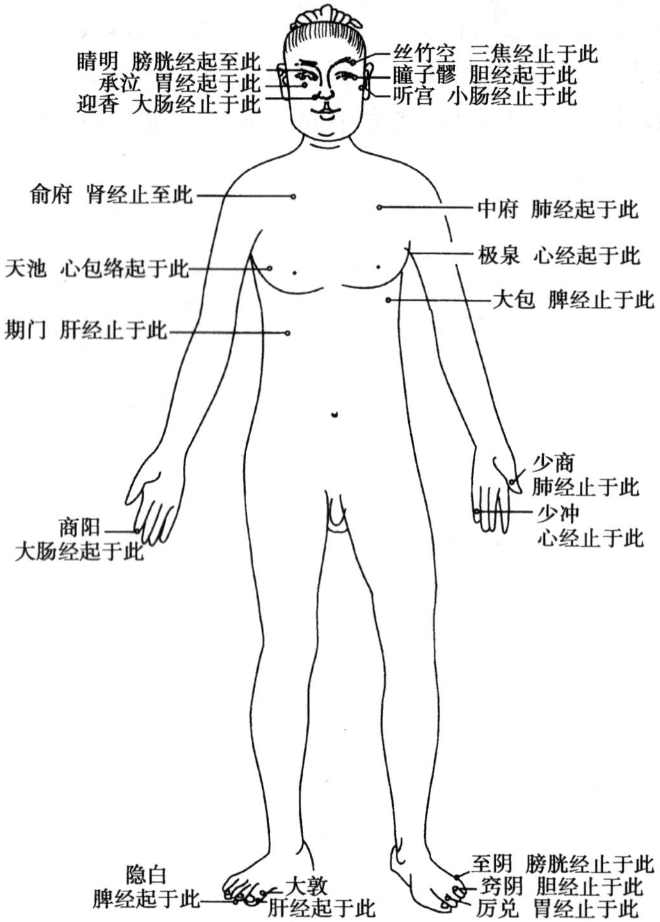

仰人经脉孔穴起止图

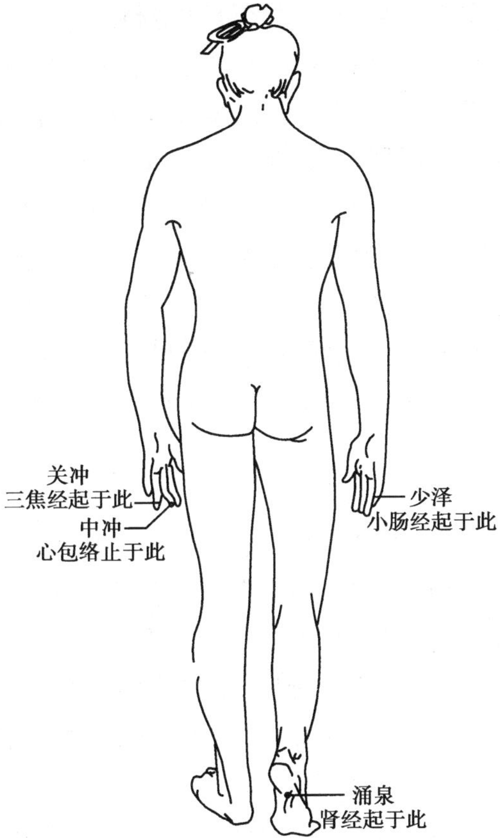

伏人经脉孔穴起止图

经 络 次 序

十二经络始于手太阴，其支者，从腕后出次指端而交于手阳明。手阳明之支者，从缺盆上挟口鼻而交于足阳明。足阳明之支者，从跗上出大指端而交于足太阴。足太阴之支者，从胃别上膈，注心中而交于手少阴。手少阴无支者，直至本经少冲穴而交于手太阳。

手太阳之支者，别颊，上至目内眦而交于足太阳。足太阳之支者，从膊内左右别下合腘中，下至小指外侧端而交于足少阴。足少阴之支者，从肺出注胸中而交于手厥阴。手厥阴之支者，从掌中循小指次指出其端而交于手少阳。手少阳之支者，从耳后出至目锐眦而交于足少阳。足少阳之支者，从跗上入大指爪甲，出三毛而交于足厥阴。足厥阴之支者，从肝别贯膈上注肺，入喉咙之后，上额循巅行督脉。络阴器，过毛中，行任脉。入缺盆，下注肺中，而复交于手太阴也。

十二经脉起止歌

经始太阴，而厥阴最后；穴先中府，而终则期门。原夫肺脉，胸中始生，出腋下而行于少商，络食指而接乎阳明。大肠起自商阳，终迎香于鼻外。胃历承泣而降，寻厉兑于足经。脾自足之隐白，趋大包于腋下。心由极泉而出，注小指之少冲。小肠兮起端于少泽，维肩后上络乎听宫。膀胱穴自睛明，出至阴于足外。肾以涌泉发脉，通俞府于前胸。心包起乳后之天池，络中冲于手中指。三焦始名指之外侧，从关冲而丝竹空。胆从童子髎穴，连窍阴于足之四指。肝因大敦而上，至期门而复于太阴肺经。

周身经络总诀 有小序

治病须分经络，古人以经界喻之，犹夫射之的，御之范也。《灵枢·经脉》一篇，为我医所必读，惟是其文参差繁复，习者苦之。东垣编为歌诀，国朝汪讱庵更为谐畅，可谓记诵无难矣。惟是熟此经脉，于逐经之起止，循行虽已了了，而人之身体每一处有两三经，或四五经，错综循及者，皆散见于各经之下，临证仓卒，未免或遗。兹不揣愚陋，窃以人身自巅至足，凡十二经络行及之所，汇而辑之。再奇经八脉，除带脉及阴阳维跻、皆简明易晓、可无纂辑外，其冲任督三经亦为摘入。仿四六之体，编为俚句，而不拘拈对，不嫌粗俗，惟求便于记诵。俾人之身体四肢，一云某处，便识为某经某络，实为临证辨经分经议治之捷径，但不敢曰熟此总诀，竟可置经文而不读也。譬之《本草纲目》既已按药而治病，复有《本草类方》为之按病以集方，二者纵横为用，尤为心目瞭然耳。

头上诸脉

盖闻手之三阴，从脏走手；手太阴肺，少阴心，厥阴心包。手之三阳，从手走头。手少阳三焦，阳明大肠，太阳小肠。足之三阳，从头走足；足太阳膀胱，阳明胃，少阳胆。足之三阴，从足走腹。足太阴脾，少阴肾，厥阴肝。《灵》已逐一而分言，兹乃合编而便读。膀胱之脉交于巅，肝与督脉会于巅，络脑须知膀督。惟欲便于诵读，故用简字诀。余仿此。发际循乎胃脉，胃至额颅。发际下为额颅。胆抵头额，上额者督与膀胱，在内直上。出额者其惟肝脉。在外直出。目系连于肝脉，心之支者并系目之内角，名曰内眦。小支至而膀胱起，胃经远约于其旁。小肠之支者，至目内眦，膀胱之脉、起于目内眦、胃脉起于鼻之交頞中，旁约太阳之脉、下循鼻外，约一作纳。目之外角，名曰锐眦，胆接焦支。三焦之支者至目锐眦，胆脉起于目锐眦。小肠亦至目下为𩓐，音拙。焦胆小肠而合至。三脉俱支者。两旁为𩓐，大小肝焦而上下。夹面横骨为𩓐。大肠贯𩓐，小肠上𩓐，肝与三焦俱下𩓐，四脉亦俱支者。小肠之支，斜络于䪼。督脉至于鼻柱，胃脉起于交頞。即山根。大肠之支，挟鼻孔而交中挟口。从下齿还出挟口，交人中，左之右，右之左，上挟鼻孔，至迎香穴而终，交足阳明经。胃经之脉，循鼻外而挟口环唇，肝又环于唇内，胃又交于承浆。下唇陷中。胃经之脉入上齿，大肠之支入下齿，颔前大迎，胃脉出而胆支下。腮下为颔，颔前一寸三分动脉陷中为大迎，乃胃经穴。颔下为颐，胃脉循而任脉上。胃脉循颐后下廉。耳之上角，焦支出而膀支至，客主人穴，胆出走而胃脉过。耳前上廉起骨曰客主人，乃胆经穴。胆脉之支者出走耳前，至目锐眦后。胃脉上耳前，过客主人。三焦之孙脉，出走客主人前。《灵枢》云：经脉为里，支而横者为络，络之别者为孙，此支之岐者，故曰孙脉。后仿此。小肠与焦胆，三支并入耳中。胆脉焦支，系于耳后，胆支胃脉，循在𩓐车。耳下曲骨为夹车。咽有小心，脾肾之脉。小肠脉循咽，心脉之支者挟咽，脾脉挟咽，肾脉至咽。喉为胃支，肾脉之循。二脉循喉咙。肝循喉后而入咽颡。肝脉循喉咙之后，上入咽颡。咽颡一名颃颡，在上腭后。脾连舌本而散舌下，肾脉挟乎舌本。胃支下在人迎。结喉旁一寸五分动脉。此为诸阳之会。先须大略而陈。

在身诸脉

原夫脑后为项，膀胱督脉与焦支。两旁为颈，大小肠支同胆脉。肩髃骨之前廉，大肠出之。肩后之下为膊，膀胱循也。焦胆小肠，交合于肩。会于大椎者为肩。肾经督脉，并贯于脊。脊骨两旁第一行，相去各一寸五分。挟脊肉为膂，膀胱循之而挟脊，脊骨两旁第二行，相去各三寸。成片骨为胛，音夹。小肠绕而膀支贯。至于肩前陷下，名曰缺盆，焦胆胃肠，并入其中。是以胆脉循胸，三焦布膻。上焦两乳中间为膻中。乳内廉乃胃经直下，腋之中分胆经包络。心包络，亦有直者支者之分，恐辞句繁复，故此处支者仅云包络。下文正脉，乃用心包二字以别之。腋下为包络之过，心直下而肺横出。胁里为胆脉之循，心包出而肝经布。胁骨之下为季胁，须识胆经之过。脐下四寸为中极，当知任脉之起。任脉起于中极之下。然而任脉当脐，冲胃挟脐。脾脉入腹，胃支循腹。肝脉上抵乎小腹，胆胃出入于气街。脐下毛际两旁动脉，为气街，一名气冲，乃胃经穴。胆绕毛际，曲骨之外为毛际。肝环阴器。此在身躯之脉，所当胪列而明。

脏腑中诸脉

其在脏腑之脉，太阳与少阴为表里；手太阳小肠，少阴心。足太阳膀胱，少阴肾。少阳与厥阴为表里；手少阳三焦，厥阴心包；足少阳胆，厥阴肝。阳明与太阴为表里。手阳明大肠，太阴肺。足阳明胃，太阴脾。凡此六经、脉皆互络，手足同然，无须详赘。如肺脉络大肠，大肠脉络肺之类，十二经皆仿此。更有肺之一脏，心直上而肾直入，胃之一腑，肝脉挟而肺小循。肝脉挟胃，肺脉还循胃口，小肠之脉抵胃。心有肾支之络，肝有肾经之贯，肝支又注于心中，肺脉自起于中焦，心下有膈，惟膀胱为无涉，十有一经，皆上下而贯之。心下膈膜，遮隔浊气，不使上熏心肺。惟膀胱之脉，挟脊抵腰中，入循膂，络肾属膀胱，故不贯膈。此属脏腑之间，并须熟谙者。

手经诸脉

论乎肩肘之间，乃号为臑。音柔。俗名大臂。臑之内廉有三，肺循前而心循后，包络恰循乎其间。臑之外廉有三，小循后而大循前，三焦乃循乎其外。臑下为肘，三焦上贯内廉，尺泽包络入之，包络之支者，入肘内陷中尺泽穴。肺则下于内前，心又下于内后，肺脉下肘中，心脉下肘内，惟肺脉行前。心脉行后，心包行其中间为别。小肠出于内侧，两筋之间。大肠入于外廉。肘下为臂，包仍在中。即上文支者。大循上而小循下，心脉仍循内后廉，上骨下廉之内，仍循肺脉，臂外两骨之间，还出三焦。肺入寸口而循鱼际，关前动脉为寸口，大指后肉隆起处为鱼际，鱼际其间穴名。心抵锐骨而入后廉，心脉抵掌后锐骨之端，入掌内后廉。包络直入于掌中，从曲泽行掌后两筋之间，横纹陷中，入掌中。三焦仍循乎表腕，大肠出于合谷，而上入两筋之中。合谷俗名虎口，大肠经穴。小肠循于外侧，而出腕下之踝。循手外侧，上腕出踝中。踝，音华，上声。腕，外兑骨。肺脉出于大指，包络出于中指，次指为肺支、肠脉之交。肺脉之支者，直出次指内廉出其端。大肠之脉，起于次指之端。四指为包络、焦脉之接，三焦又上出小、次之间。小指为心脉、小肠之接。所谓手经，大略如斯。

足经诸脉

至如尻上为腰，膀胱脉抵。背脊下横骨为腰。腰下为臀，膀支贯之。两旁捷骨之下名髀枢，而胆横膀过。一名髀厌，胆脉横入髀厌中。膀胱之支者过脾枢。前面气街之下号髀关，而胃经直下。股之内廉，前廉脾而后廉肾，又肝脉内循于股阴。股外为髀，后膀支而前胃脉，髀前膝上六寸，起肉为伏兔，胃脉抵之。又胆脉下循于髀阳。循髀外行太阳、阳明之间。是以挟膝筋中为膑。即膝盖骨。仍属胃经之直下，而膝内脾经，内前廉。膝外胆脉，外廉。膝后曲处为腘，还是膀支之直入，而肾出肝上，俱在内廉。肾脉出腘内廉，肝脉上腘内廉。脾肾上于腨内，腨，足肚也，二豚上腨内廉。旁支贯于腨外。从腘中下贯腨内，出外踝之后。胆下于外辅骨前，而直抵绝骨之端。脾骨为辅骨，外踝上为绝骨。肝斜于胫胻内侧，而胃循胫外之廉。内踝有脾前肾后之分，外踝有胆前膀后之别。跟上两旁，内外曰踝。大指节后为核骨，脾经脉过。足外侧骨为京骨，膀脉支循。肾入跟中，胃胆循跗，跗上廉乃肝经循处。足心中有肾脉斜趋。涌泉穴。大指甲后，属胆支肝脉之交。大指内侧，为胃支脾脉之接。中指内外，分胃直胃支之入。四指之间，又胆经直入而终。膀支至于小指之外，肾脉起于小指之下。足经之脉，又如此也。

五、周身孔穴总图

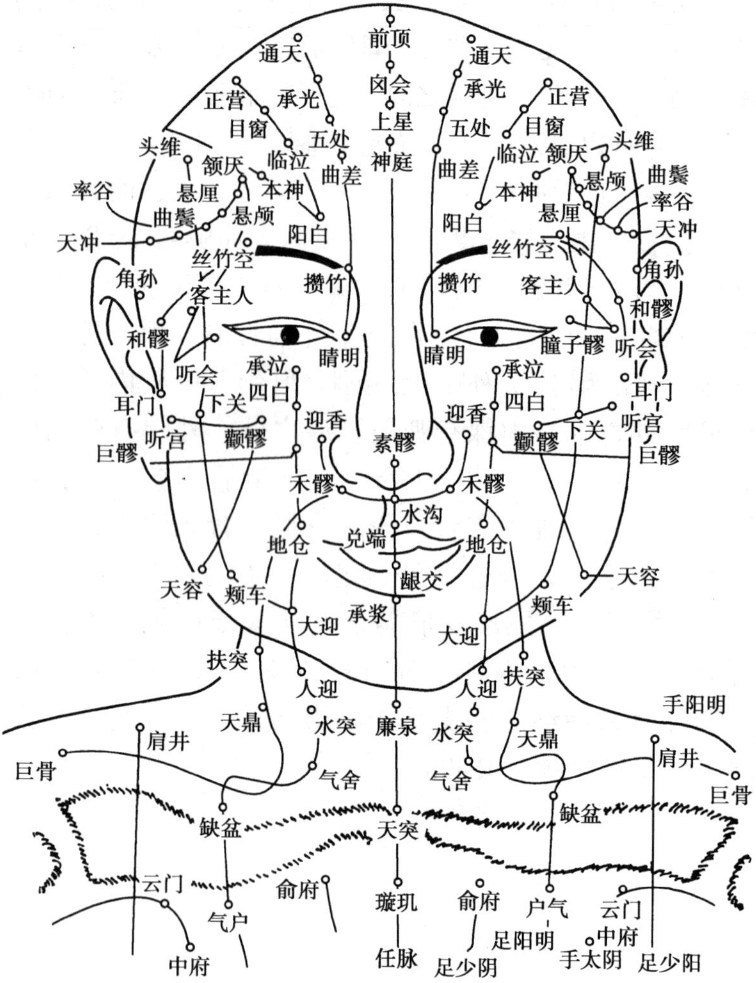

前面颈穴总图

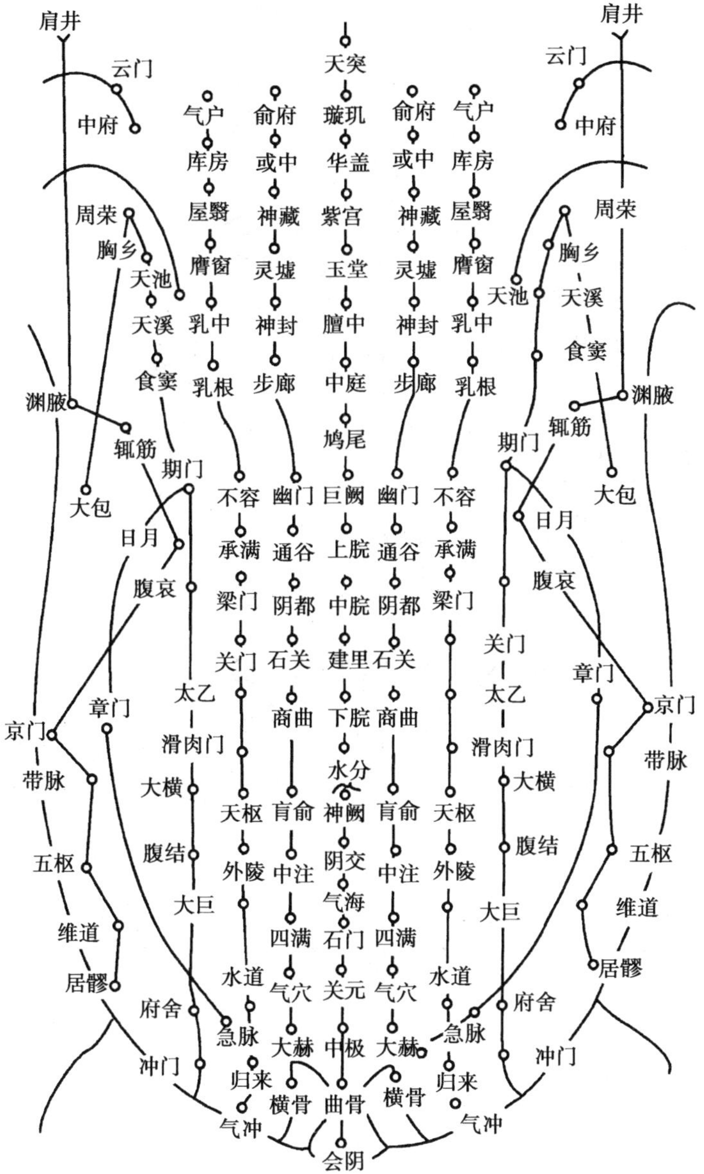
肩井
肩井
天突
云门
云门
气户
俞府
璇玑
俞府
气户
中府
中府
库房
或中
华盖
或中
库房
周荣
屋翳
神藏
紫宫
神藏
屋翳
周荣
胸乡
膺窗
灵墟
玉堂
灵墟
膺窗
胸乡
天池
天池
天溪
天溪
乳中
神封
膻中
神封
乳中
食窦
食窦
乳根
步廊
中庭
步廊
乳根
渊腋
渊腋
辄筋
鸠尾
辄筋
期门
期门
大包
不容
幽门
巨阙
幽门
不容
大包
日月
日月
承满
通谷
上脘
通谷
承满
腹哀
梁门
阴都
中脘
阴都
梁门
腹哀
关门
石关
建里
石关
关门
太乙
太乙
章门
章门
京门
商曲
下脘
商曲
京门
滑肉门
水分
滑肉门
带脉
大横
大横
带脉
天枢
肓俞
神阙
肓俞
天枢
腹结
腹结
五枢
外陵
中注
阴交
中注
外陵
五枢
大巨
气海
大巨
维道
四满
石门
四满
维道
居髎
水道
水道
居髎
气穴
关元
气穴
府舍
府舍
急脉
急脉
大赫
中极
大赫
冲门
冲门
归来
归来
横骨
曲骨
横骨
气冲
气冲
会阴

胸腹总图

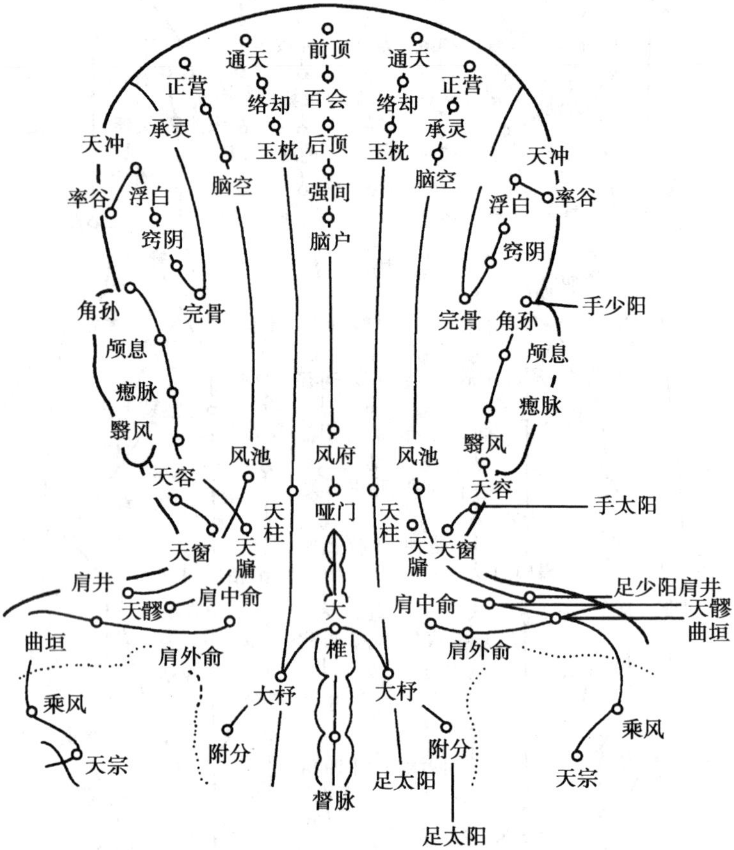
前顶
通天
通天
正营
正营
络却
百会
络却
承灵
承灵
玉枕
后顶
玉枕
天冲
天冲
脑空
强间
脑空
率谷
浮白
浮白
率谷
窍阴
脑户
窍阴
完骨
角孙
完骨
角孙
手少阳
颅息
颅息
瘈脉
瘈脉
翳风
翳风
风池
风府
风池
天容
天容
天柱
哑门
天柱
手太阳
天窗
天牖
天牖
天窗
肩井
足少阳肩井
天髎
肩中俞
肩中俞
天髎
大
曲垣
椎
肩外俞
肩外俞
曲垣
大杼
大杼
乘风
乘风
附分
附分
天宗
天宗
足太阳
督脉
足太阳

后头顶穴总图

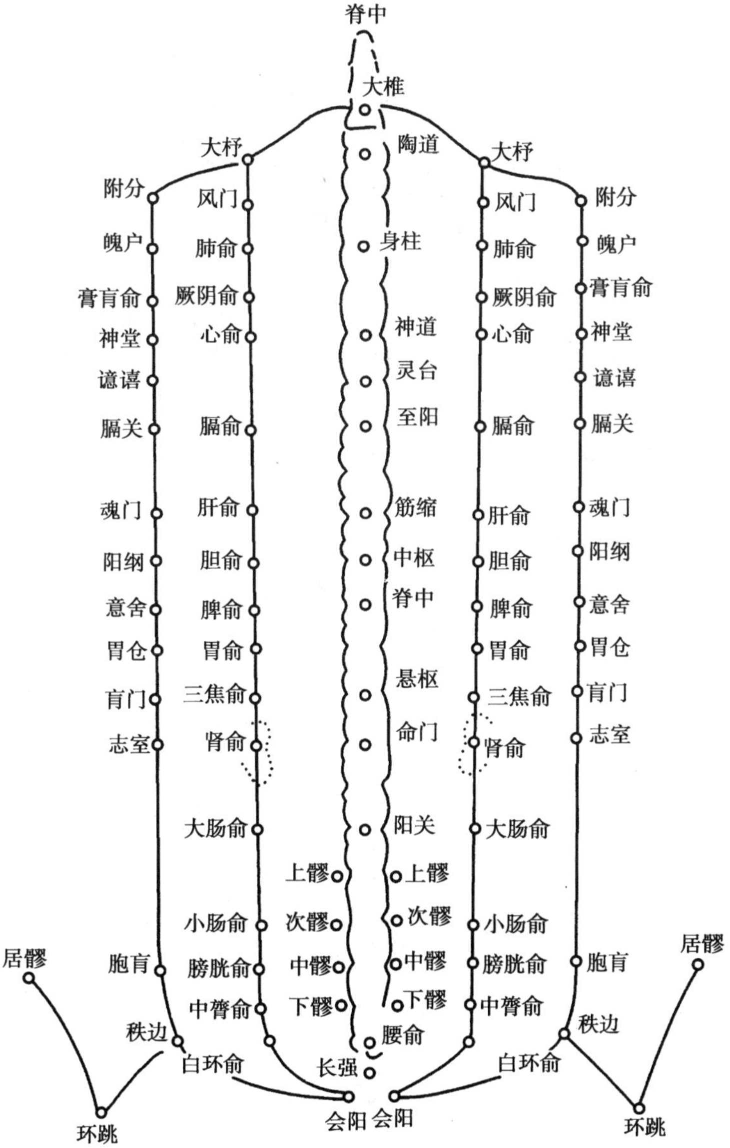
脊中
大椎
陶道
大杼
大杼
附分
风门
风门
附分
魄户
肺俞
身柱
肺俞
魄户
膏肓俞
厥阴俞
厥阴俞
膏肓俞
神堂
心俞
神道
心俞
神堂
譩譆
灵台
譩譆
膈关
膈俞
至阳
膈俞
膈关
魂门
肝俞
筋缩
肝俞
魂门
阳纲
胆俞
中枢
胆俞
阳纲
意舍
脾俞
脊中
脾俞
意舍
胃仓
胃俞
胃俞
胃仓
肓门
三焦俞
悬枢
三焦俞
肓门
志室
肾俞
命门
肾俞
志室
大肠俞
阳关
大肠俞
上髎
上髎
小肠俞
次髎
次髎
小肠俞
居髎
胞肓
膀胱俞
中髎
中髎
膀胱俞
胞肓
居髎
中膂俞
下髎
下髎
中膂俞
秩边
腰俞
秩边
白环俞
长强
白环俞
会阳 会阳
环跳
环跳

背部总图

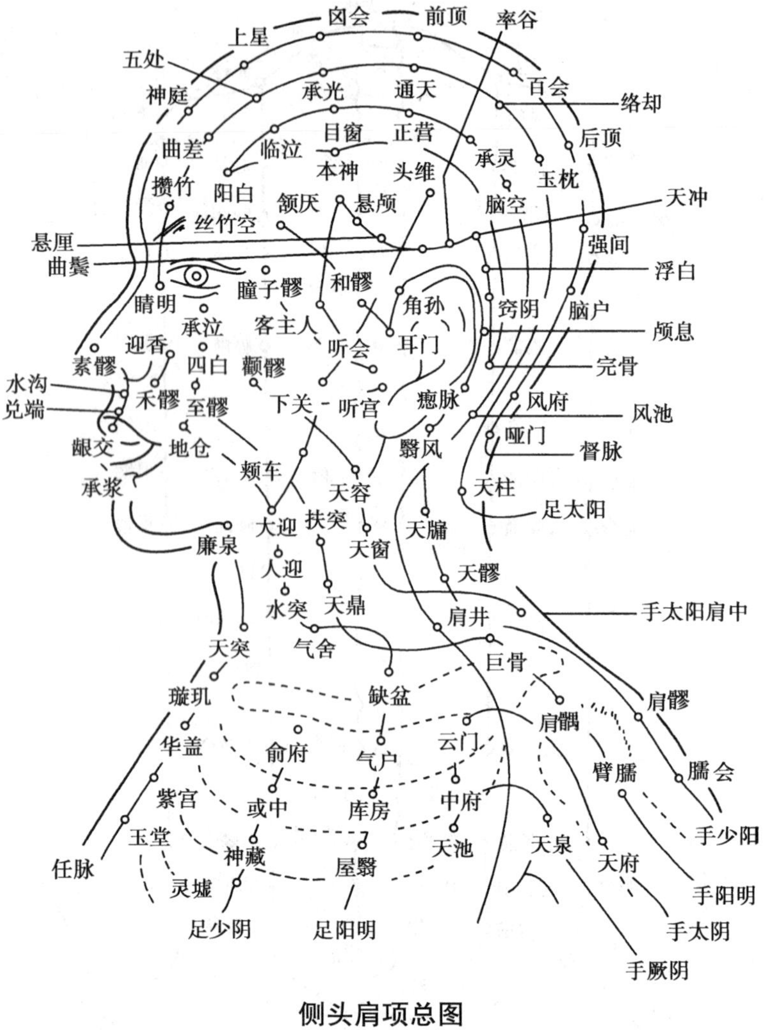
囟会
前顶
率谷
上星
五处
百会
神庭
承光
通天
络却
目窗
正营
后顶
临泣
承灵
曲差
本神
头维
玉枕
攒竹
阳白
脑空
天冲
颔厌
悬颅
丝竹空
强间
悬厘
曲鬓
浮白
和髎
瞳子髎
角孙
睛明
窍阴
脑户
客主人
承泣
耳门
颅息
听会
迎香
素髎
四白
颧髎
完骨
水沟
兑端
禾髎
至髎
下关
听宫
瘈脉
风府
风池
龈交
地仓
哑门
翳风
督脉
颊车
承浆
天容
天柱
足太阳
大迎
扶突
天牖
廉泉
天窗
人迎
天髎
水突
天鼎
手太阳肩中
肩井
天突
气舍
巨骨
缺盆
璇玑
肩髎
肩髃
华盖
俞府
云门
气户
臂臑
臑会
紫宫
或中
库房
中府
手少阳
玉堂
神藏
天池
天泉
任脉
屋翳
天府
灵墟
手阳明
足少阴
足阳明
手太阴
手厥阴

侧头肩项总图

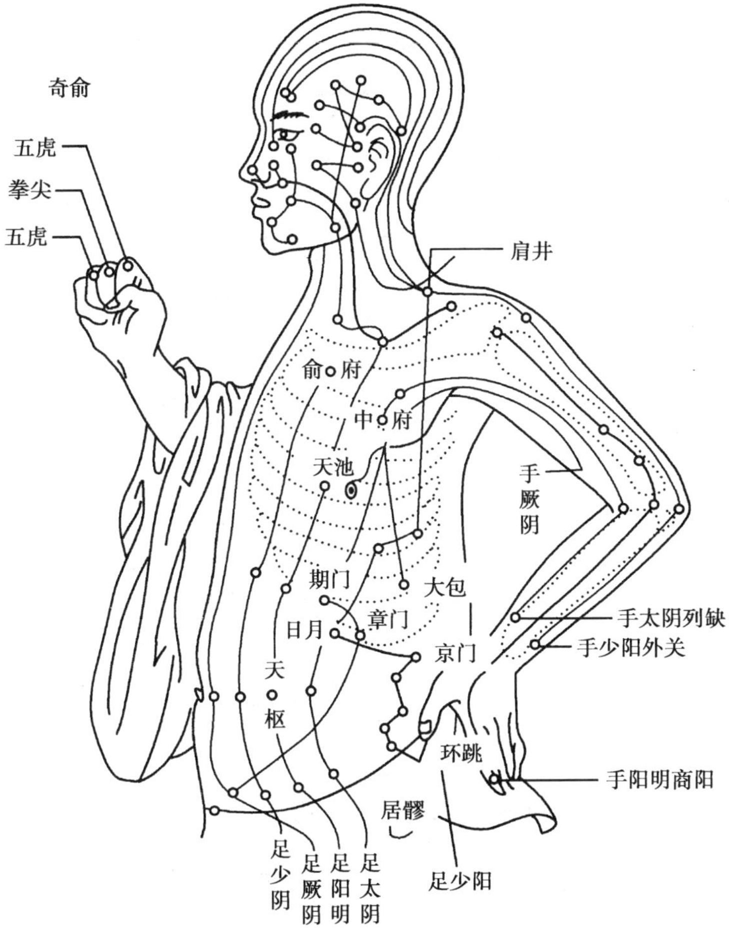
奇俞
五虎
拳尖
五虎
肩井
俞府
中府
天池
手
厥
阴
期门
大包
章门
日月
京门
手太阴列缺
手少阳外关
天
枢
环跳
手阳明商阳
居髎
足少阴
足厥阴
足阳明
足太阴
足少阳

侧胁肋总图

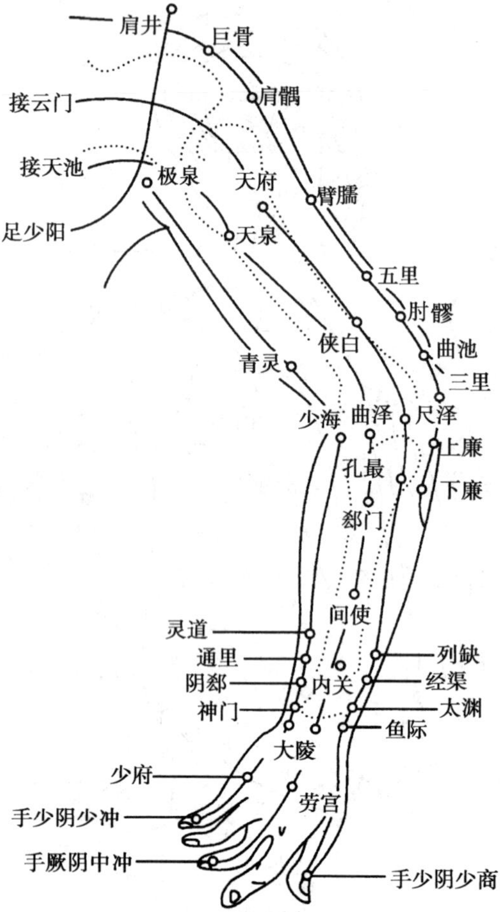
肩井
巨骨
肩髃
接云门
接天池
极泉
天府
臂臑
足少阳
天泉
五里
肘髎
曲池
侠白
青灵
三里
少海
曲泽
尺泽
上廉
孔最
下廉
郄门
间使
灵道
列缺
通里
阴郄
内关
经渠
神门
太渊
鱼际
大陵
少府
劳宫
手少阴少冲
手厥阴中冲
手少阴少商

阴手总图

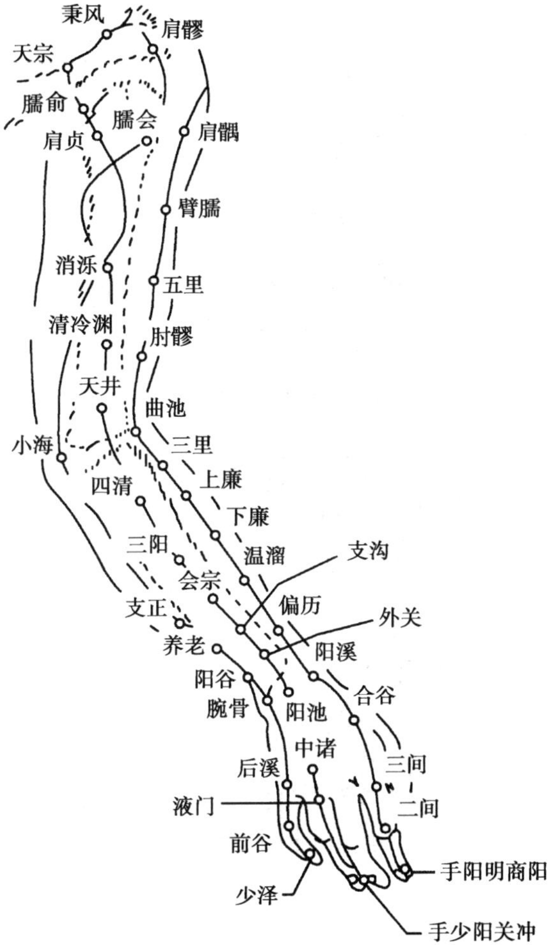
秉风
肩髎
天宗
臑俞
臑会
肩贞
肩髃
臂臑
消泺
五里
清冷渊
肘髎
天井
曲池
小海
三里
上廉
四清
下廉
三阳
温溜
支沟
会宗
偏历
支正
外关
养老
阳溪
阳谷
合谷
腕骨
阳池
中诸
三间
后溪
二间
液门
前谷
手阳明商阳
少泽
手少阳关冲

阳手总图

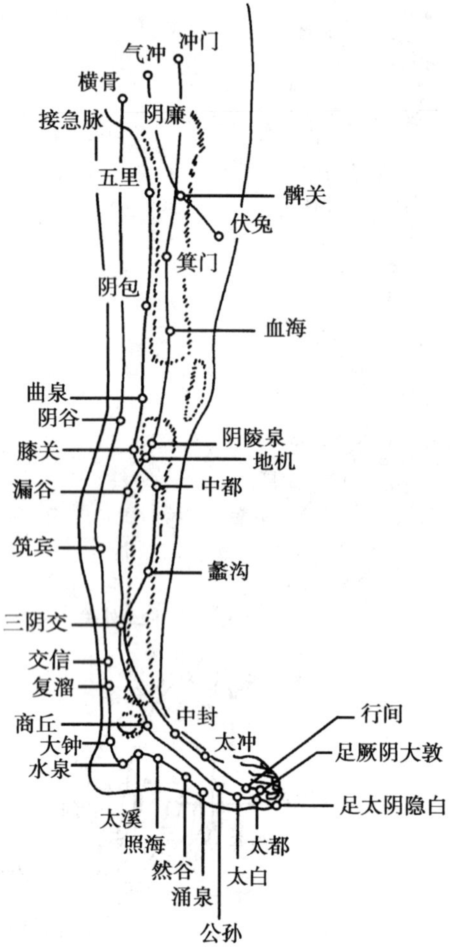
冲门
气冲
横骨
接急脉
阴廉
五里
髀关
伏兔
箕门
阴包
血海
曲泉
阴谷
阴陵泉
膝关
地机
漏谷
中都
筑宾
蠡沟
三阴交
交信
复溜
中封
商丘
太冲
大钟
水泉
行间
足厥阴大敦
足太阴隐白
太溪
照海
然谷
涌泉
公孙
太白
太都

阴足总图

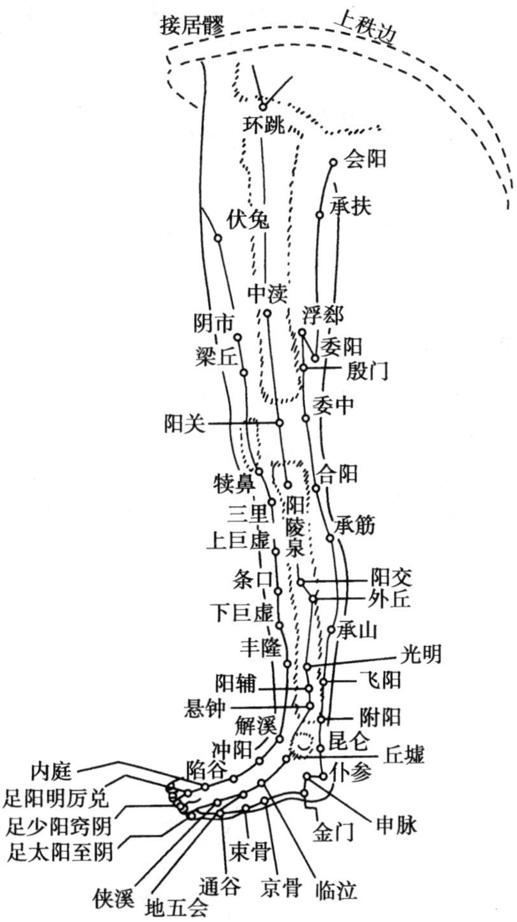
接居髎
上秩边
环跳
会阳
伏兔
承扶
中渎
浮郄
阴市
委阳
梁丘
殷门
委中
阳关
合阳
犊鼻
三里
阳陵泉
承筋
上巨虚
条口
阳交
外丘
下巨虚
承山
丰隆
光明
阳辅
飞阳
悬钟
附阳
解溪
昆仑
冲阳
丘墟
内庭
陷谷
仆参
足阳明厉兑
足少阳窍阴
申脉
足太阳至阴
金门
束骨
侠溪
通谷
京骨
临泣
地五会

阳足总图

六、十二经孔穴图及歌括

（一）手太阴肺经穴图及歌括

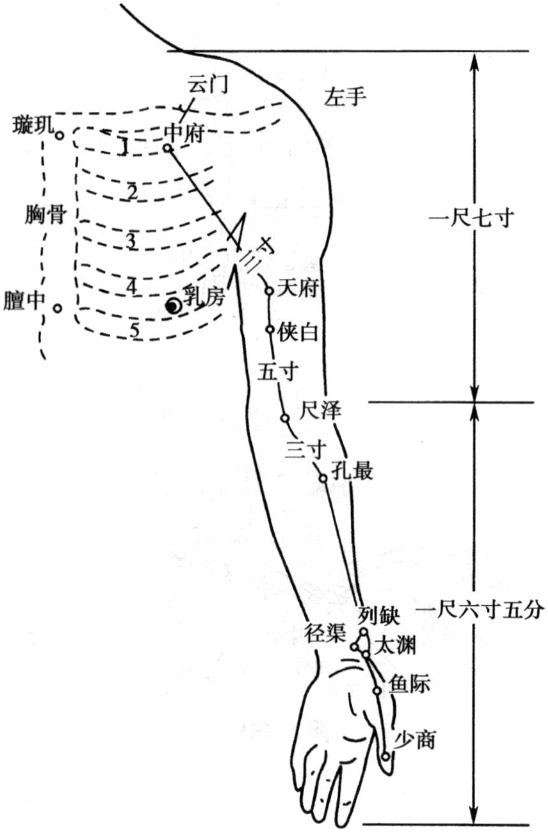

手太阴肺经穴图（十一穴）

肺经诸穴歌

手太阴，十一穴，中府云门天府列，侠白下尺泽，孔最见列缺，经渠太渊下鱼际，抵指少商如韭叶。古离爪甲如韭，今如米许。

肺经穴分寸歌

太阴肺兮出中府，云门之下一寸许，云门璇玑旁六寸，巨骨之下二骨数，天府腋下三寸求，侠白肘上五寸主，尺泽肘中约横纹，孔最腕上七寸取，列缺腕侧一寸半，经渠寸口陷中主，太渊掌后横纹头，鱼际节后散脉举，少商大指端内侧，相去爪甲韭叶许。云门，巨骨下，侠气户旁二寸陷中，去中行任脉六寸。气户，巨骨下，俞府两旁各二寸陷中，去中行任脉四寸，去膺窗四寸八分。俞府，巨骨下，璇玑旁二寸陷中。璇玑，天突下一寸。天突，结喉下四寸宛宛中。右挨穴之法，自天突起至璇玑。自璇玑至云门，其法甚简，后仿此。

（二）手阳明大肠经穴图及歌括

大肠经诸穴歌

手阳明，廿穴名。循商阳二间三间而行，历合谷阳溪之俞，过偏历温溜之滨，下廉上廉三里而近，曲池肘髎，五里之程，臂臑肩髃，上于巨骨，天鼎纡乎扶突，禾髎唇连，迎香鼻迫。

大肠经穴分寸歌

商阳食指内侧边，二间来寻本节前，三间节后陷

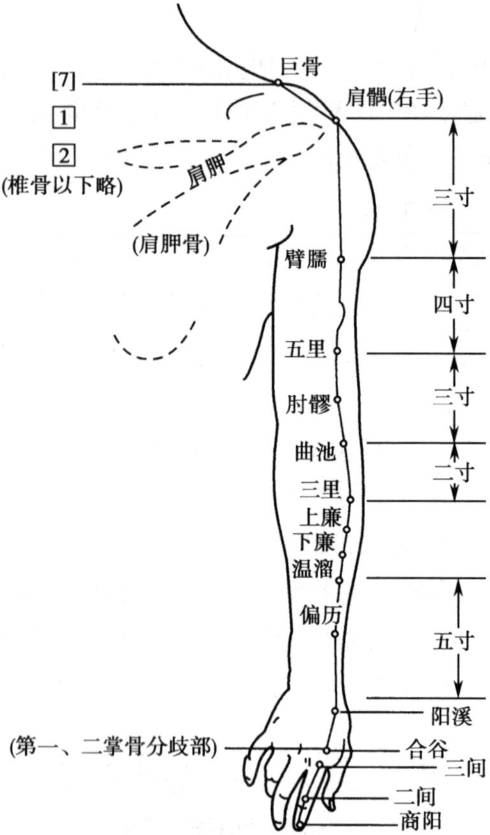

手阳明大肠经穴图（二十六）

（第一图）

中取，合谷虎口岐骨间，阳溪上侧腕中是，偏历腕后三寸安，温溜腕后去五寸，池前五寸下廉看，池前三寸上廉中，池前二寸三里逢，曲池屈骨纹头尽，肘髎大骨外廉近，大筋中央寻五里，肘上三寸行向里，臂臑肘上七寸量，肩臑肩端举臂取，巨骨肩尖端上行，天鼎喉旁四寸真，扶突天突旁五寸，禾髎水沟旁五分，

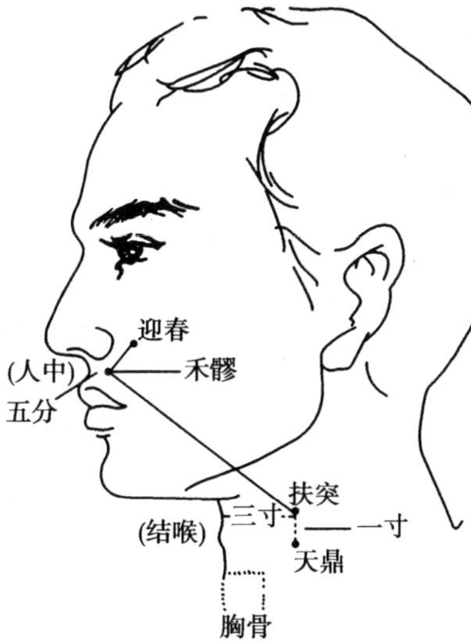

手阳明大肠经穴图

（第二图）

迎香禾髎上一寸，大肠经穴是分明。左右共四十穴。

（三）足阳明胃经穴图及歌括

胃经诸穴歌

足阳明，四十五。是承泣四白而数，巨髎有地仓之积，大迎乘颊车之伙，下关头维及人迎，水突气舍与缺盆，气户兮库房屋翳，膺窗兮乳中乳根，不容承满，梁门关门，太乙滑肉，天枢外陵，大巨从水道归来，气冲入髀关之境，伏兔至阴市梁丘，犊鼻自三里而行，上巨虚兮条口，下巨虚兮丰隆，解溪冲阳入陷谷，下内庭厉兑而终。

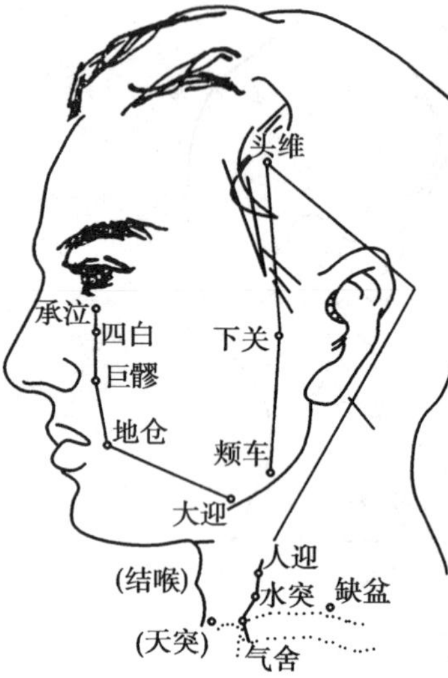

足阳明胃经穴图
（四十五穴）
（第一图）

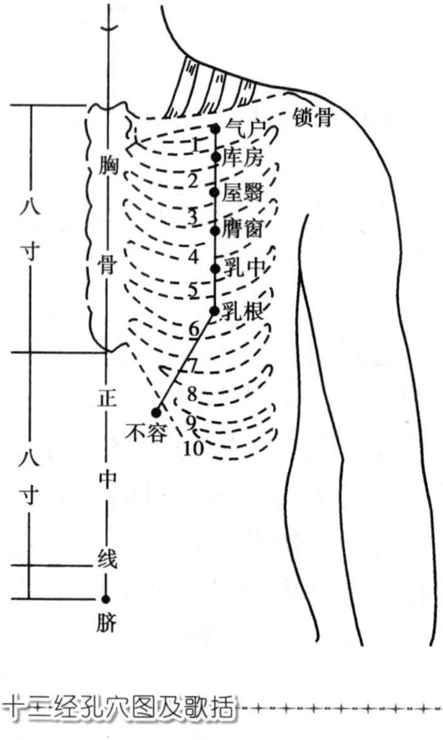

足阳明胃经穴图
（第二图）

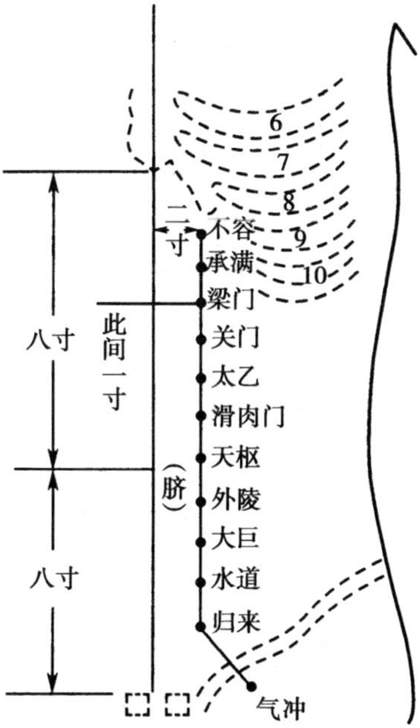

足阳明胃经穴图

（第三图）

胃经穴分寸歌

胃之经兮足阳明，承泣目下七分寻，四白目下方一寸，巨髎鼻孔旁八分，地仓夹吻四分迎，大迎颔下寸三分，颊车耳下八分穴，下关耳前动脉行，头维神庭旁四五。神庭，督脉穴，在中行发际上五分。头维，去神庭四寸五分。人迎喉旁寸五真，水突筋前迎下在，气舍突下穴相乘，气舍在水突下。缺盆舍下横骨内，各去中行寸半明，气户璇玑旁四寸，至乳六寸又四分，库房屋翳膺窗近，乳中正在乳头心，次有乳根出乳下，各一寸六不相侵，自气户至乳根六穴，上下相去一寸六分，去

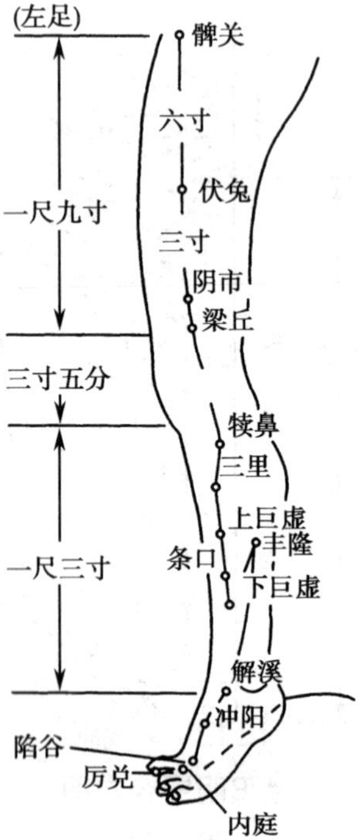

足阳明胃经穴图

（第四图）

中行任脉各四寸。却去中行须四寸，以前穴道与君陈。不容巨阙旁三寸，巨阙，任脉穴，在脐上六寸五分。却近幽门寸五新，幽门，肾经穴，巨阙旁一寸五分，在胃经、任脉二脉之中。其下承满与梁门，关门太乙滑肉门，上下一寸无多少，共去中行三寸寻。天枢脐旁二寸间，枢下一寸外陵安，枢下二寸大巨穴，枢下四寸水道全，枢下六寸归来好，共去中行二寸边。气冲鼠鼷上一寸。鼠鼷横骨尽处。又去中行四寸专。髀关膝上有尺二，伏兔膝上六寸是，阴市膝下方三寸，梁丘膝上二寸记，膝膑陷中犊鼻存，膝下三寸三里至，膝下六寸上廉穴，膝下七寸条口位，膝下八寸下廉看，膝下九寸丰隆系，却是踝上八寸量，比那下廉外边缀。解溪去庭六寸半，庭，内庭也。冲阳庭后五寸换，陷谷庭后二寸间，内庭次指外间现。足大指、次指外间陷中。厉兑大指次指端，去爪如韭胃井判。左右各四十五穴，共九十穴。

（四）足太阴脾经穴图及歌括

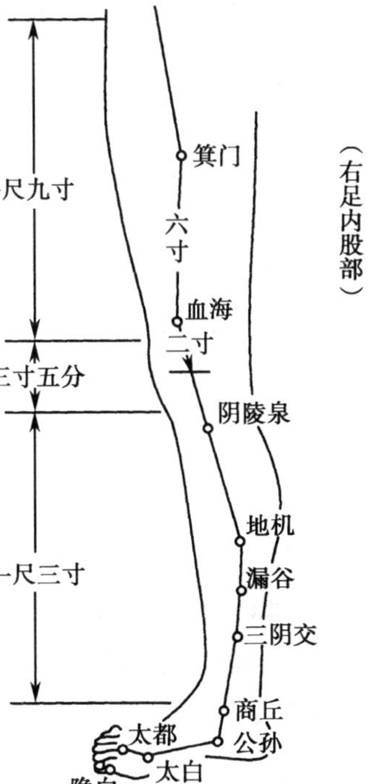

足太阴脾经穴图（二十一穴）

（第一图）

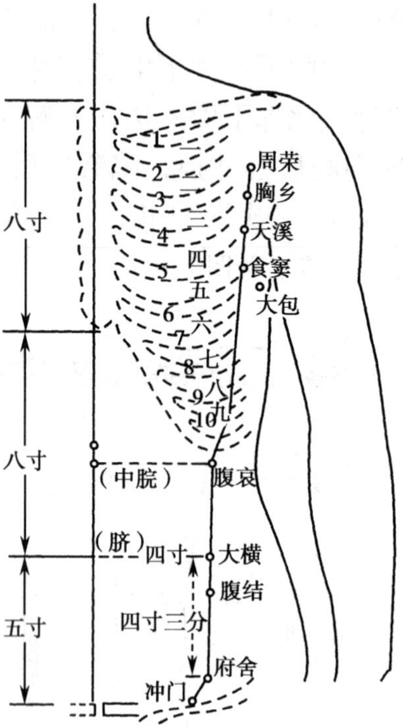

足太阴脾经穴图

（第二图）

脾经诸穴歌

足太阴，脾中州，二十一穴隐白游，赴太都兮瞻太白，访公孙兮至商丘，越三阴之交，而漏谷地机可接，步阴陵之泉，而血海箕门是求，入冲门兮府府舍轩豁，解腹结兮大横优游，腹哀食窦兮，接天溪而同派，胸乡周荣兮，缀大包而如钩。

脾经穴分寸歌

大指内侧起隐白，节后陷中求大都，太白内侧核骨下，节后一寸公孙呼，商丘内踝陷中遭，踝上三寸三阴交，踝上六寸漏谷是，踝上五寸地机朝，膝下内侧阴陵泉，血海膝膑上内廉，箕门穴在鱼腹取，动脉应手越筋间，冲门期下尺五分，期门，肝经穴，巨阙旁四寸五分。巨阙，任脉穴，脐上六寸五分。府舍期下九寸判，腹结期下六寸八，大横期下五寸半，腹哀期下方二寸，期门肝经穴道现，巨阙之旁四寸五，却连脾穴休胡乱。自此以上食窦穴，天溪胸乡周荣贯，相去寸六无多寡，又上寸六中府换，肺经穴。大包腋下有六寸，渊液腋下三寸绊。左右共四十二穴。

（五）手少阴心经穴图及歌括

心经诸穴歌

手少阴，九穴成。极泉青灵少海行，自灵道通里而达，过阴郄神门而迎，抵于少府，少冲可寻。

心经穴分寸歌

少阴心起极泉中，腋下筋间脉入胸。臂内腋下，筋间动脉入胸。青灵肘上三寸取，少海肘后五分容，肘内廉节后大骨外，去肘端五分，屈节向头得。灵道掌后一寸半，通里腕后一寸同，阴郄腕后方半寸，神门掌后兑骨隆，少府节后劳宫直，小指内侧取少冲。凡九穴，左右共十八穴。

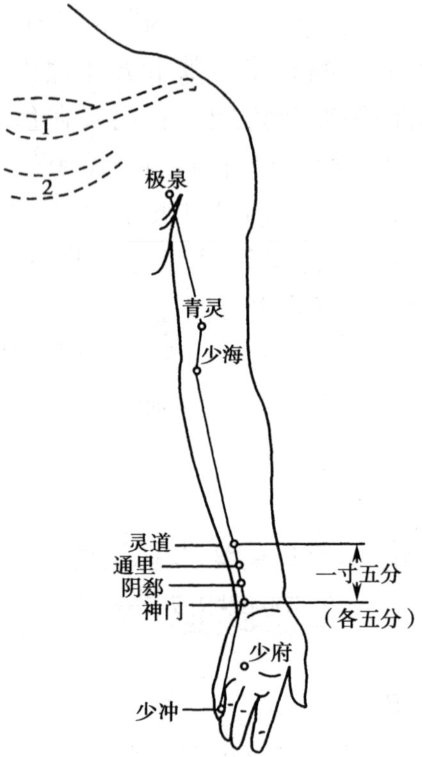

手少阴心经穴图（九穴）

（六）手太阳小肠经穴图及歌括

小肠经诸穴歌

小肠穴，十九中。路从少泽，步前谷后溪之隆，道循腕骨，观阳谷养老之崇，得支正于小海，逐肩贞以相从，值臑俞兮遇天宗，乘秉风兮曲垣中，肩外俞兮肩中俞，启天窗兮见天容，匪由颧髎，曷造听宫。

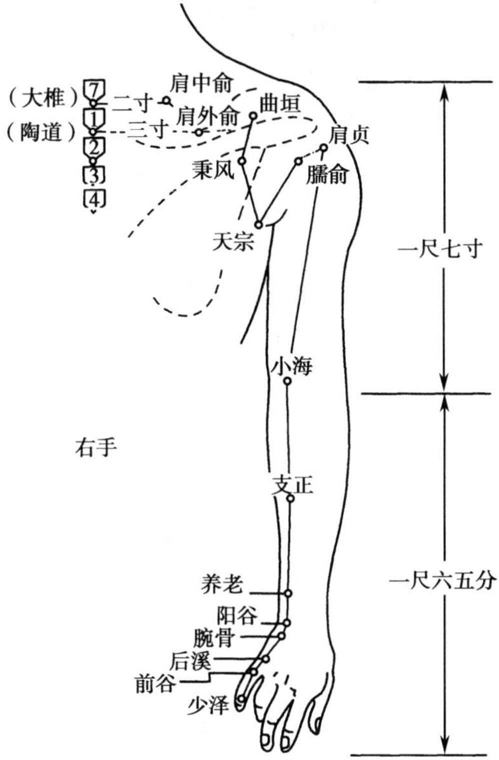

手太阳小肠经穴图（十九穴）

（第一图）

小肠经穴分寸歌

小指端外为少泽，前谷外侧节前觅，节后捏拳取后溪，腕骨腕前骨陷侧，兑骨下陷阳谷讨，腕上一寸名养老，支正腕后量五寸，小海肘端五分好，肩贞胛下两骨解，曲胛下，两骨解间，肩髃后陷中。臑俞大骨下陷保，大骨下，胛上廉，举臂取之。天宗秉风后骨中，秉风髎外举有空，天髎外，肩上小髃后，举臂有空。曲垣肩中

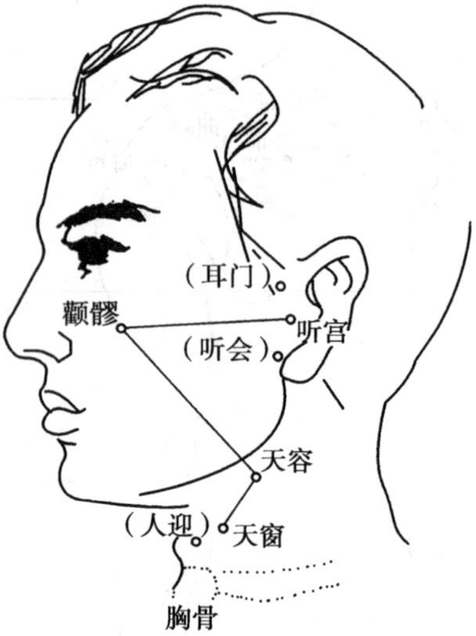

手太阳小肠经穴图

（第二图）

曲胛陷，外俞胛后一寸从，即外肩俞，肩胛上廉，去脊三寸陷中。肩中二寸大杼旁，天窗扶突后陷详。颈大筋间，前曲颊下，扶突后，动脉应手陷中。天容耳下曲颊后，颧髎面烦锐端量，听宫耳端大如菽。耳中珠子大，如赤小豆。

（七）足太阳膀胱经穴图及歌括

膀胱经诸穴歌

足太阳，六十三。睛明攒竹，诣曲差五处之乡，承光通天，见络却玉枕之行，天柱高兮大杼抵，风门开兮肺俞当，厥阴心膈之俞，肝胆脾胃之脏，三焦肾

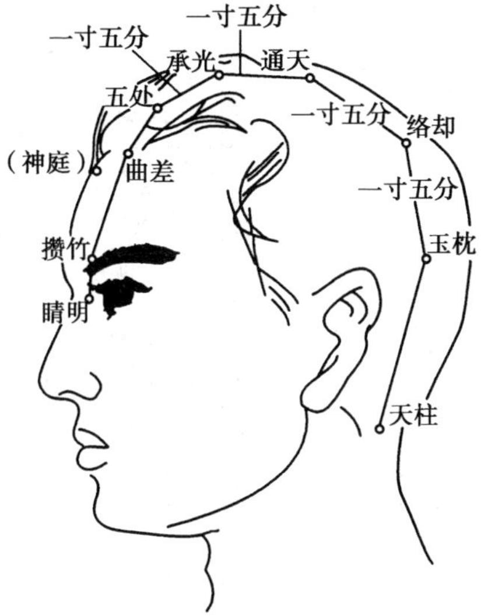

太阳膀胱经穴图（六十三穴）

（第一图）

兮大肠小肠，膀胱俞兮中膂白环，自从大杼至此，去脊中寸半之旁。又有上次中下四髎，在腰四空以相将。会阳居尻尾之侧，始了背中二行，仍上肩胛而下，附分二椎之旁，三椎魄户，四椎膏肓，神堂譩譆兮膈关，魂门兮阳纲，意舍兮胃仓，肓门志室，秩边胞肓，承扶浮郄与委阳，殷门委中而合阳，承筋承山到飞扬，附阳昆仑到仆参，申脉金门，探京骨之场，束骨通谷，抵至阴小指之旁。

膀胱经穴分寸歌

足太阳兮膀胱经，目内眦角始睛明，眉头陷中攒竹取，曲差发际上五分，五处发止一寸是，承光发上二寸半，通天络郄玉枕穴，相去寸五调匀看，玉枕夹

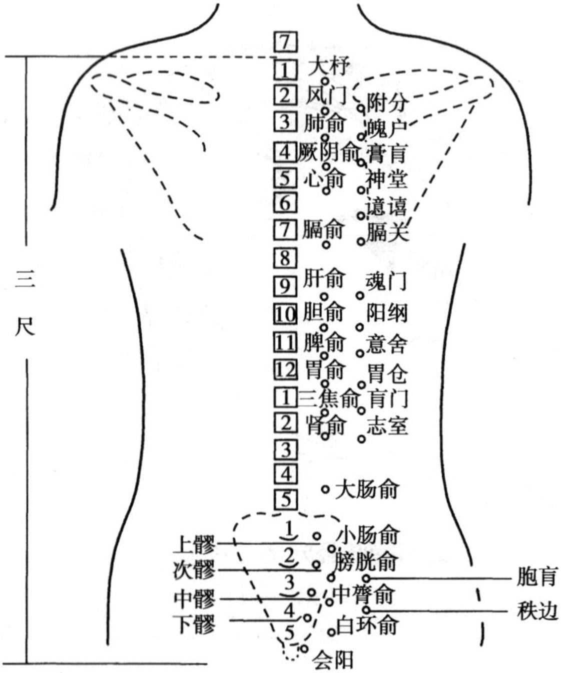

足太阳膀胱经穴图

（第二图）

脑一寸三，入发二寸枕骨现。天柱项后发际中，大筋外廉陷中献。自此夹脊开寸五，第一大杼二风门，三椎肺俞厥阴四，心俞五椎之下论，膈七肝九十胆俞，十一脾俞十二胃，十三三焦十四肾，大肠十六之下推，小肠十八膀十九，中膂内俞二十椎，白环廿一椎下当，以上诸穴可排之，更有上次中下髎，一二三四腰空好，会阳阴尾尻骨旁。背部二行诸穴了，又从脊上开三寸，第二椎下为附分，三椎魄户四膏肓，第五椎下神堂尊，第六譩譆膈关七，第九魂门阳纲十，十一意舍之穴存，

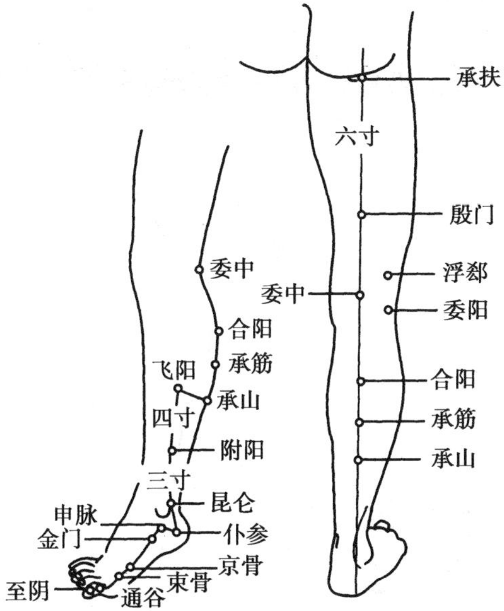

足太阳膀胱经穴图

（第三图）

十二胃仓穴已分，十三肓门端正在，十四志室不须论，十九胞肓廿秩边，背部三行诸穴匀。又从臀下阴文取，承扶居于陷中主，浮郄扶下方六分，委阳扶下寸六数，殷门扶下六寸长，腘中外廉两筋乡，委中膝骨约纹里，此下三寸寻合阳，承筋脚跟上七寸，穴在腨肠之中央，承山腨下分肉间，外踝七寸上飞阳，辅阳外踝上三寸，昆仑后跟陷中央，仆参亦在踝骨下，申脉踝下五分张，金门申脉下一寸，京骨外侧骨际量，束骨本节后陷中，通谷节前陷中强，至阴却在小指侧，太阳之穴始周详。

计六十三穴，左右共一百二十六穴。

（八）足少阴肾经穴图及歌括

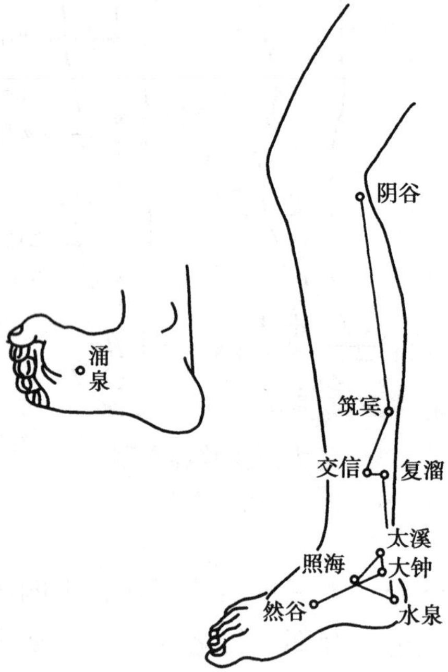

足少阴肾经穴图（二十七穴）
（第一图）

肾经诸穴歌

足少阴兮廿七，涌泉流于然谷，太溪大钟兮水泉绿，照海复溜兮交信续，从筑宾兮上阴谷，擦横骨兮大赫麓，气穴四满兮中注，肓俞上通于商曲，守石关兮阴都宁，闭通谷兮幽门肃，步廊神封而灵墟存，神藏或中而腧府足。

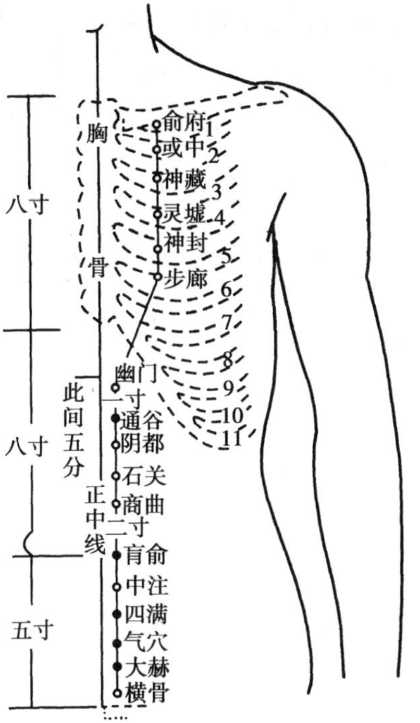

足少阴肾经穴图

（第二图）

肾经穴分寸歌

足掌心中是涌泉，然骨踝下一寸前，内踝前一寸。太溪踝后跟骨上，大钟跟后肿中边，足跟后肿中大骨上，两筋间也。水泉溪下一寸觅，照海踝下四寸安，复溜踝上前二寸，交信踝上二寸联，一穴止隔筋前后，太阳之后少阴前。前旁骨是复溜，后旁骨是交信，二穴止隔一条筋。筑宾内踝上踹分，阴谷膝下曲膝间，横骨大赫并气穴，四满中注亦相连，各开中行止寸半，上下相去一寸便。上膈肓俞亦一寸，肓俞脐旁半寸边，肓俞商曲石关来，阴都通谷幽门辟，各开中行五分侠，六穴上下一寸裁，步廊神封灵墟存，神藏或中俞府尊，各开中行计二寸，上下寸六六穴分，俞府璇玑旁二寸，取之得法自然真。

（九）手厥阴心包络经穴图及歌括

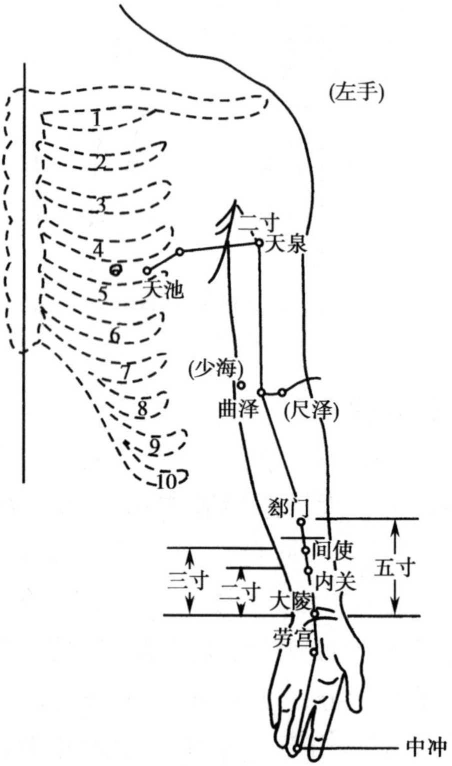

手厥阴心包络经穴图（九穴）

心包络经诸穴歌

手厥阴心包之脉，计有九穴而终。自天池天泉为始，逐曲泽郄门而通，间使行于内关，大陵近乎劳宫，既由掌握，抵于中冲。

心包络经穴分寸歌

心包起自天池间，乳后一寸腋下三，腋下三寸，乳后一寸。天泉曲腋下二寸，曲泽屈肘陷中央，郄门去腕方五寸，掌后去腕五寸。间使腕后三寸量，内关去腕止二寸，大陵掌后两筋间，劳宫屈中名指取，屈中指无名指，两者之间取之。中指之末中冲良。

（十）手少阳三焦经穴图及歌括

三焦经诸穴歌

手少阳三焦之脉,二十三穴之间。关冲液门中渚,阳池外关通连,支沟会宗三阳络,四渎天井清冷渊,消泺臑会,肩髎相连,天髎处天牖之下,翳风让瘈脉居先,颅息定而角孙近耳,丝竹空而禾髎接焉,耳门已毕,经穴已全。

三焦经穴分寸歌

无名之外端关冲，液门小次指陷中，中渚液下去一寸，阳池腕上之陷中，外关腕后方二寸，腕后三寸支沟容，腕后三寸内会宗，空中有穴用心攻，腕后四寸三阳络，四渎肘前五寸着，天井肘外大骨后，骨罅中间一寸摸，肘后二寸清冷渊，消泺对腋臂外落，臑会肩前三寸量，肩髎臑上陷中央，天髎缺盆陷处上，

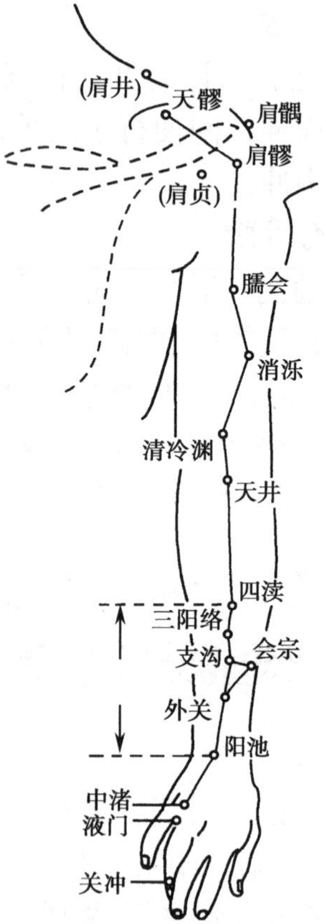

手少阳三焦经穴图（二十三穴）

（第一图）

天牖天容之外旁，天牖，颈大筋外缺盆上，天容后，天柱前，完骨下，发际上。翳风耳后尖角陷，耳后尖角陷中，按之引耳中。瘈脉耳后青脉现，耳本后鸡足青络脉。颅囟亦在青络脉，角孙耳廊中间上，耳门耳前起肉中，耳前起肉，当耳缺陷中。禾髎耳前动脉张，欲知丝竹空何在，眉后陷中仔细量。计二十三穴，左右共四十六穴。

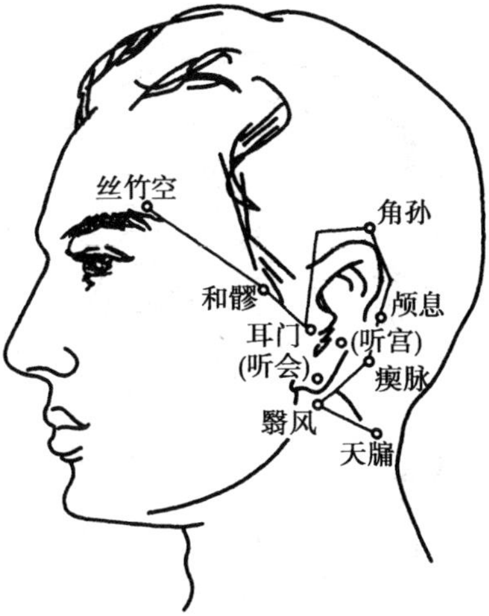

手少阳三焦经穴图

（第二图）

（十一）足少阳胆经穴图及歌括

胆经诸穴歌

足少阳兮四十三，瞳子髎近听会间，客主人在颔厌集，悬颅悬厘曲鬓前，率谷天冲见浮白，窍阴完骨本神连，阳白临泣目窗近，正营承灵脑空焉，风池肩井兮渊液，辄筋日月京门联，带脉五枢而下，维道居髎相沿，环跳风市抵中渎，阳关之下阳陵泉，阳交外丘光明穴，阳辅悬钟穴可瞻，丘墟临泣地五会，侠溪窍阴胆经全。

胆经穴分寸歌

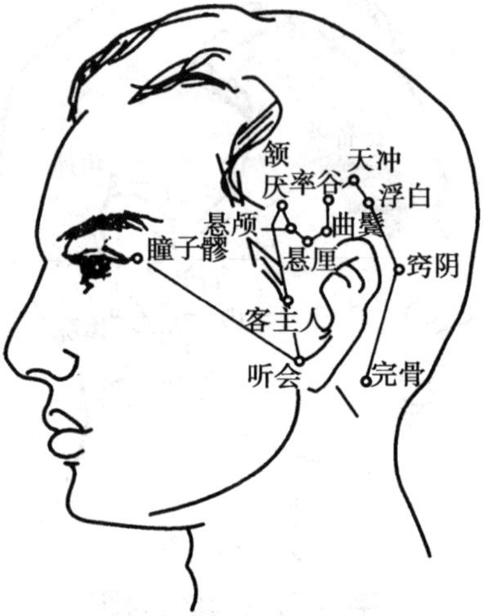

足少阳胆经穴图（四十三穴）
（第一图）

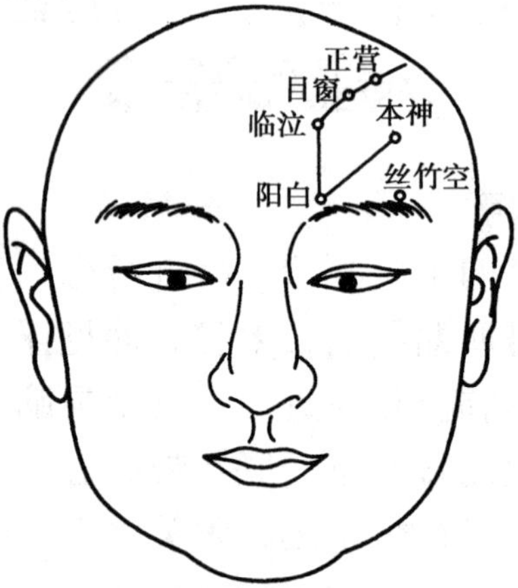

足少阳胆经穴图
（第二图）

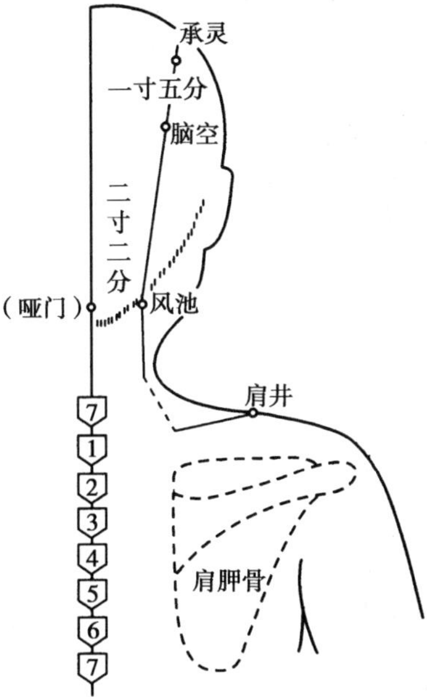

足少阳胆经穴图
(第三图)

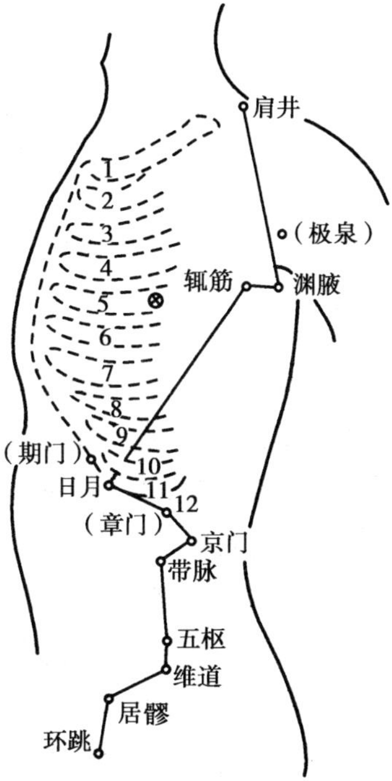

足少阳胆经穴图
(第四图)

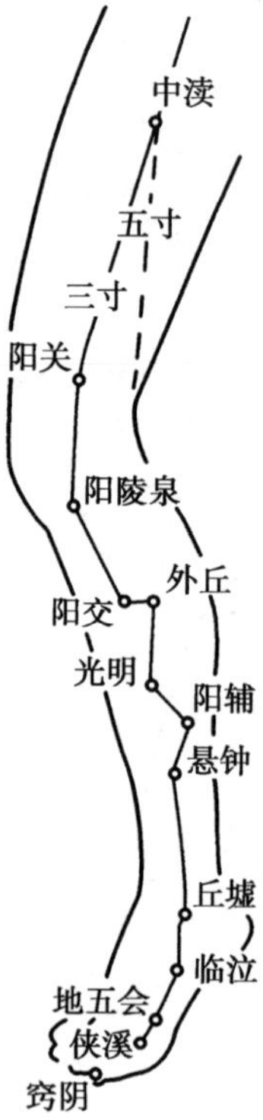

足少阳胆经穴图

（第五图）

足少阳兮四十三，头上廿穴分三折，起自瞳子至风池，积数陈之次序说。瞳子髎近眦五分，耳前陷中听会穴，客主人名上关同，耳前起骨开口空。颔厌悬颅之二穴，脑空上廉曲角下，脑空，即颞颥。颔厌、悬颅二穴在曲颊之下，脑空之上。悬厘之穴异于兹，脑空下廉曲角上，曲鬓耳上发际隅。耳上发际曲隅陷中。率谷耳上寸半安。天冲耳后入发二，耳后入发际二寸。浮白入发一寸间，窍阴即是枕骨穴，完骨之上有空连。在完骨上，枕骨下，动摇有空。完骨耳后入发际，量得四分须用记。本神神庭旁二寸，入发一寸耳上系。阳白眉上方一寸，发上五分临泣是，目上直入发际五分陷中。发上一寸当阳穴，发上寸半目窗至，正营发上二寸半，承灵发上四寸谛，脑空发上五寸半，风池耳后发陷寄。在耳后颞颥后，脑空下发际陷中。至此计二十穴，分作三折向外而行。始自瞳子髎至完骨，是一折。又自完骨外折上至阳白，会睛明，是一折。又自睛明上行，循临泣、风池，是一折。缘其穴曲折，多难以分别，故此作至二十次第言之。歌曰：一瞳子髎二听会，三主人兮颔厌四，五悬颅兮六悬厘，第七数兮曲鬓随，八率谷兮九天冲，十浮白兮之穴从，十一窍阴来相继，十二完骨一折终。又自十三本神始，十四阳白二折随，十五临泣目下穴，十六目窗之穴宜，十七正荣十八灵，十九脑户廿风池，依次细心量取之，胆经头上穴吾知。肩井肩上陷中求，大骨之前一寸半。肩上陷中，缺盆上，大骨前一寸半，以三指按取，当中指陷中。渊液腋下方三寸，辄筋期下五分判，期门却是肝经穴，相去巨阙四寸半，日月期门下五分。京骨监骨下腰绊，监骨，下腰下季胁，本夹脊，肾之募。带脉章门下寸八，五枢章下寸八贯，五枢去带脉三寸，季胁下四寸八分。维道章下五寸三，居髎章下八寸三，章门缘是肝经穴，下脘之旁九寸含。环跳髀枢宛宛中，髀枢中，侧卧屈上足，伸下足，以右手摸穴左，摇撼取之。屈上伸下取穴同。风市垂手中指尽，膝上五寸中渎逢，阳关阳陵上三寸，阳陵膝下一寸从，阳交外踝上七寸，外邱踝上六寸容，踝上五寸光明穴，踝上四寸阳辅通，踝上三寸悬钟在，丘墟踝前之陷中，此去侠溪四寸五，却是胆经原穴功。临泣侠溪后寸半，五会去溪一寸穷，侠溪在岐骨内，窍阴四五二指中。计四十三穴，左右共八十六穴。

（十二）足厥阴肝经穴图及歌括

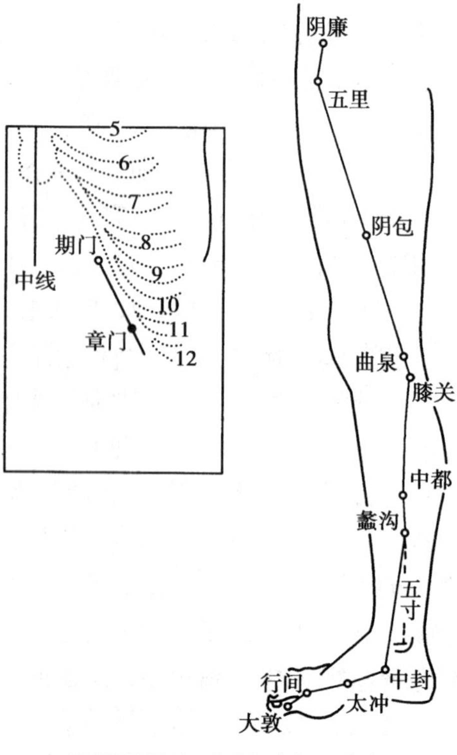

足厥阴肝经穴图（十三穴）

肝经诸穴歌

足厥阴，一十三穴终。起大敦于行间，循太冲于中封，蠡沟中都之会，膝关曲泉之宫，袭阴包于五里，阴廉乃发，寻羊矢于章门，期门可攻。

肝经穴分寸歌

足大指端名大敦，内侧为隐白，外侧为大敦。行间大指缝中存，太冲本节后二寸，跟前一寸号中封，足内踝骨一寸，筋里宛宛中。蠡沟踝上五寸是，内踝骨前上五寸。中都踝后七寸中，内踝上七，䯒骨中。膝关犊鼻下二寸，曲泉曲膝尽横纹，阴包膝上方四寸，股内廉两筋间，踡足取之，看膝内侧必有槽中。气冲三寸下五里，气冲下三寸，阴股中动脉应手。阴廉冲下有二寸，羊矢冲下一寸许，气冲却是胃经穴，鼠鼷之上一寸主，鼠鼷横骨端尽处，相去中行四寸止。章门下脘旁九寸，肘尖尽处侧卧取，期门又在巨阙旁，四寸五分无差矣。

七、奇经八脉孔穴图说及歌括

（一）奇经八脉总说

凡人一身有经脉、络脉，直行曰经，旁支曰络。经凡十二，手之三阴、三阳，足之三阴、三阳是也。络凡十五，乃十二经各有一别络，而脾又有一大络，并任督二络，为十五络也。《难经》作阴络阳络。共二十七气，相随上下，如泉之流，如日月之行，不得休息，故阴脉营于五脏，阳脉营于六腑，阴阳相贯如环无端，莫知其纪，终而复始。其流溢之气，入于奇经，转相灌溉，内温脏腑，外濡腠理。奇经凡八脉，不拘制于十二正经，无表里配合，故谓之奇。盖正经犹夫沟渠，奇经犹夫湖泽，正经之脉隆盛，则溢于奇经。故秦越人比之天雨降下，沟渠溢满，滂霈妄行，流于湖泽。此发《灵》、《素》未发之秘者也。八脉散在群书者，略而不悉，医不知此，罔探病机，仙不知此，难安炉鼎。兹参考诸说，以备学仙学医者，筌蹄之用云。

（二）奇经八脉总歌

正经经外是奇经，八脉分司各有名。任脉在前督属后，冲起会阴肾同行，阳跻跟外膀胱别，阴起跟前随少阴，阳维维络诸阳脉，阴维维络在诸阴，带脉围腰如束带，不由常度号奇经。脉有奇常。十二经者，常脉也。奇经则不拘于常，故谓之奇也。奇经有八。曰任、督、冲、带、阳跻、阴跻、阳维、阴维是也。任脉起于会阴，循腹而行于身之前，为阴脉之承任，故曰阴脉之海。督脉起于会阴，循背而行于身之后，为阳脉之总督，故曰阳脉之海。冲脉起于会阴，夹脐而行，直冲于上，为诸脉之冲要，故曰十二经脉之海。带脉则横围于腰，状如束带，所以总约诸脉也。阳跻起于跟中，循外踝上行于身之左右；阴跻起于跟中，循内踝上行于身之左右，所以使机关之跻捷也。阳维起于诸阳之会，由外踝而上，行于卫分；阴维起于诸阴之交，由内踝而上行于营分，所以为一身之纲维也。是故任冲主身前之阴，督主身后之阳，以南北言也。带脉横束诸脉，以六合言也。阳跻主一身左右之阳，阴跻主一身左右之阴，以东西言也。阳维主一身之表，阴维主一身之里，以乾坤言也。是故医而知乎八脉，则十二经、十五络之大旨得矣。仙而知乎八脉，则龙虎升降，玄牝幽微之窍妙得矣。

（三）任脉穴图

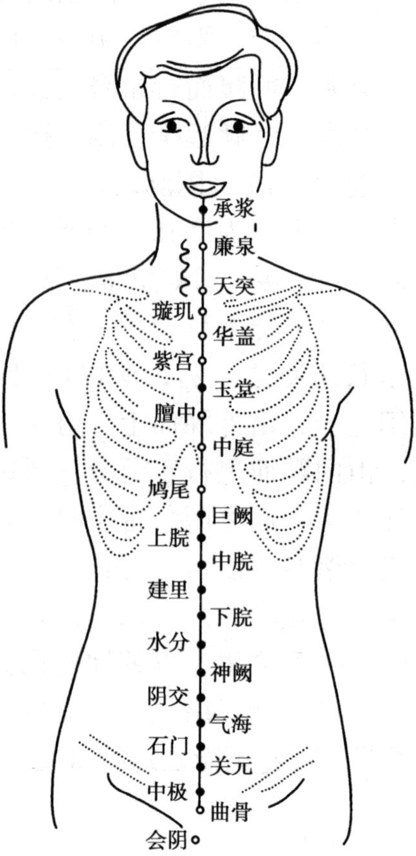

任脉穴图（二十四穴）

（四）任脉穴歌 经脉之循于身以前、身以后者凭任、督二脉，以分上下左右

任脉二十四，穴行腹兴胸。会阴始兮曲骨从，中极关元石门通，气海阴交会，神阙水分逢，下脘建里兮，中脘上脘，巨阙鸠尾兮，中庭膻中，玉堂上紫宫华盖，璇玑上天突之宫，饮彼廉泉，承浆味融。

任脉穴分寸歌

任脉会阴两阴间，曲骨毛际陷中安，中极脐下四寸取，关元脐下三寸连，脐下二寸石门穴，脐下寸半气海全，脐下一寸阴交穴，脐之中央号神阙。脐上一寸为水分，脐上二寸下脘列，脐上三寸名建里，中脘脐上四寸许，脐上五寸上脘在，巨阙脐上六寸五。鸠尾蔽骨下五分，中庭膻中寸六取，膻中却在两乳间。膻上寸六玉堂主，膻上紫宫三寸二，膻上华盖四八举，四寸八分。膻上璇玑五寸八，玑上一寸天突起，天突喉下约四寸。廉泉颔下骨尖已，承浆颐前唇棱下，任脉中央行腹里。行腹中央共二十四穴。

（五）督脉穴图

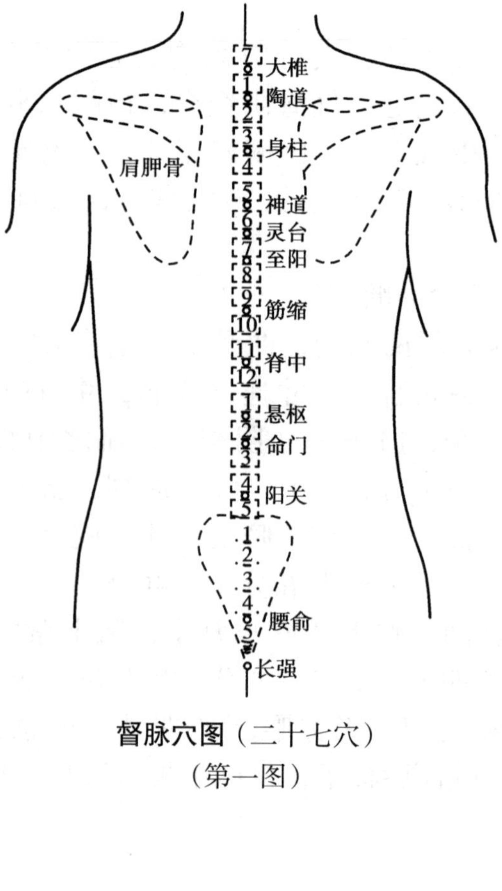

督脉穴图（二十七穴）
（第一图）

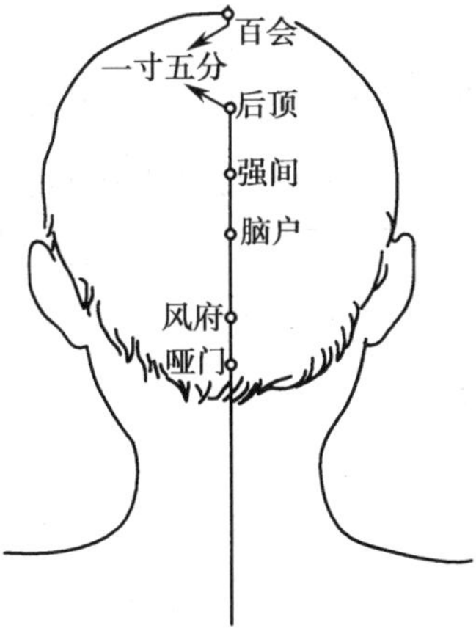

督脉穴图
（第二图）

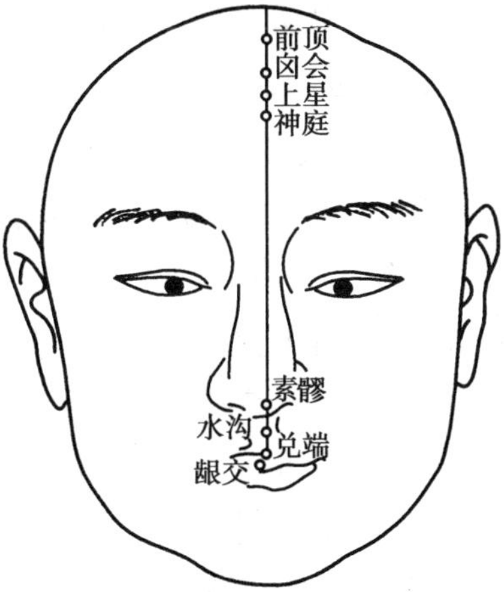

督脉穴图
（第三图）

（六）督脉穴歌

督脉在背之中行，二十七穴始长强，舞腰俞兮歌阳关，入命门兮悬枢当，脊中筋缩造至阳，灵台神道身柱详，陶道大椎至哑门，风府脑户强间分，后顶百会兮前顶，囟会上星兮神庭，素髎至水沟于鼻下，兑端交龈交于内唇。

督脉穴分寸歌

督脉龈交唇内乡，兑端正在唇端央，水沟鼻下沟中索，素髎宜向鼻端详。头形北高面南下，先以前后发际量，分为一尺有二寸，发上五分神庭当，发上一寸上星位，发上二寸囟会良，前顶发上三寸半，百会发上五寸央，在顶中央旋毛中，两耳尖上，可容爪甲。性理北溪陈氏曰：略近些北，犹天之极星居北。夫言一尺有二，而其数止一尺一寸者，何也？盖前后发际无穴，而必以前后发际量起，则有一寸在也。会后寸半即后顶，会后三寸强间明，会后脑户四寸半。后发入寸风府行，项后发际入一寸，大筋内宛宛中，疾言其肉立起，言休立止，即百会后五寸半也。发上五分哑门在，后发际上五分，项中央宛宛中，仰头取之，入系舌本。神庭至此十穴真。自此项骨下脊骶，分为二十有四椎。大椎上有项骨在，约有三椎莫算之，尾有长强亦不算，中间廿一可排椎。大椎大骨为第一，二椎节后陶道知，第三椎间身柱在，第五神道不须疑，第六灵台至阳七，第九身内筋缩思，十一脊中之穴在，十二悬枢之穴奇，十四命门肾俞并，十六阳关自可知，二十一椎即腰俞，脊尾骨端长短随。共二十七穴。

（七）冲脉穴图

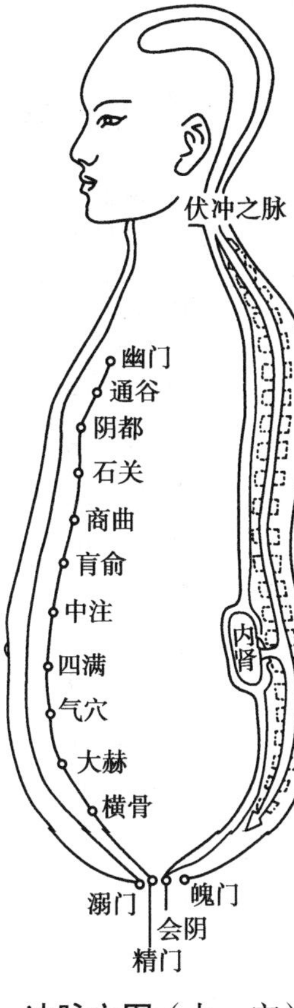

冲脉穴图（十一穴）

（八）冲脉穴歌

冲脉侠脐起横骨，太气四注肓俞同，商石阴通幽门穴，至胸散布仍流行。

冲脉穴分寸见足少阴肾经

（九）阳跻脉穴图

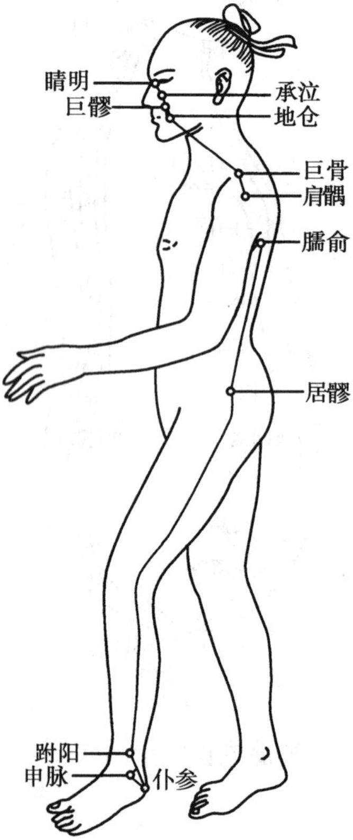

阳跻脉穴图（十一穴）

（十）阳跻脉穴歌

阳跻穴起申仆阳，居髎肩髃巨骨乡，臑俞地仓巨髎泣，终于睛明一穴强。

阳跻脉分寸歌

阳跻脉起足大阳，申脉外踝五分藏，仆参后绕跟骨下，附阳外踝三寸乡，居髎监骨上陷取，肩髃一穴肩尖当，肩上上行名巨骨，肩胛之上臑俞坊，口吻旁四地仓位，鼻旁八分巨髎疆，目下七分是承泣，目内眦出睛明昂。

跻者足也，奇经涉于足者之名也。曰阳者，以其所行阳经也。阳跻者，谓足太阳经之别脉也。起于足太阳膀胱经，足外踝下五分陷中申脉穴，绕后跟骨下仆参穴，又前斜足外踝上三寸附阳穴，又与足少阳会于季胁软骨端下八寸三分居髎穴，又与手阳明会于膊骨头肩端上肩髃穴，又上行肩尖上两叉骨巨骨穴，又与手足太阳、阳维会于肩后大骨下胛上廉臑俞穴，又与手足阳明会夹口吻旁四分地仓穴，行于鼻孔旁八分巨髎穴，又与任脉、足阳明会于目下七分承泣穴，又与手足太阳、足阳明、阴跻会于目内眦外一分睛明穴也。

（十一）阴跻脉穴图

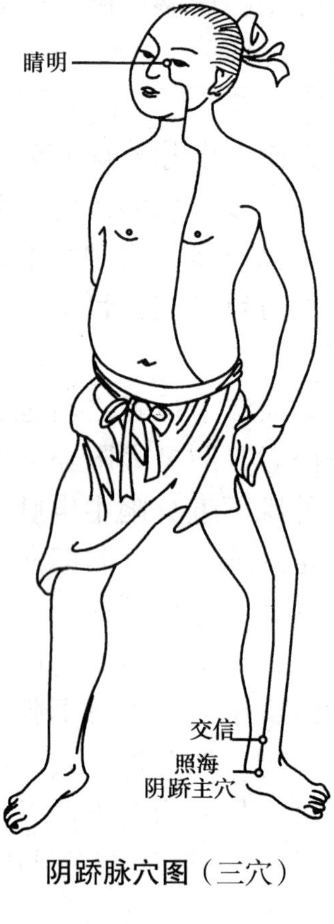

阴跻脉穴图（三穴）

（十二）阴跻脉穴歌

阴跻起于然骨后，上行照海交信列，二穴原本足少阴，足之太阳睛明接。

阴跻脉分寸歌

阴跻穴起足少阴，足内踝前然骨后，踝下一寸照海真，踝上二寸交信列。

阴跻者，以其所行阴经，为足少阴之别脉也。起于肾经足内踝前，大骨下陷中，然骨后，上循内踝之下一寸照海穴，又循太溪郄于足内踝之上二寸，直行交信穴。从交信上循至目内眦，合于太阳。阳跻，上行气并相还，则为濡目之用矣。此阴跻循行之经穴也。

考正阴跻穴道

《灵枢·脉度》篇曰：跻脉者少阴之别脉，起于然谷之后，上内踝之上，直上入鸠，属目内眦，合于太阳、阳跻而上行。非谓起于然谷穴，而终于睛明穴也。而李时珍乃谓起于然谷穴，终于睛明穴。张介宾《类经》亦纪然谷、交信、照海、睛明四穴。《金鉴》孚而合之，独《针灸大成》只有照海、交信二穴，左右凡四穴。予甚骇然，悉难为则，沉思细考图经，交信为阴跻之郄，照海乃阴跻所生，然谷无生郄会之语。而睛明穴下《气府论》注曰：手足太阳、阳明、阳跻五脉之会。并无阴跻会属之文，无他，时珍先生之谓起于然谷穴者，是误看后字也；终于睛明穴者，是误看属目内眦，合于太阳之合字也，介宾先生之纪四穴者，是著书之繁冗，失细谛之思也。何者？阴跻之穴，纪四而跻脉分男女注内，按有云阴跻为少阴之别脉，起于照海穴。由此观之，矛盾不期而见之也。二先生者，俱为后学之指南，而著作犹有差失。吁！著作之难，不诚然哉。予不揣遵图经之交信、照海为阴跻之郄会者，而绘纪之。不知有小补于阴跻之当否。

（十三）阳维脉穴图

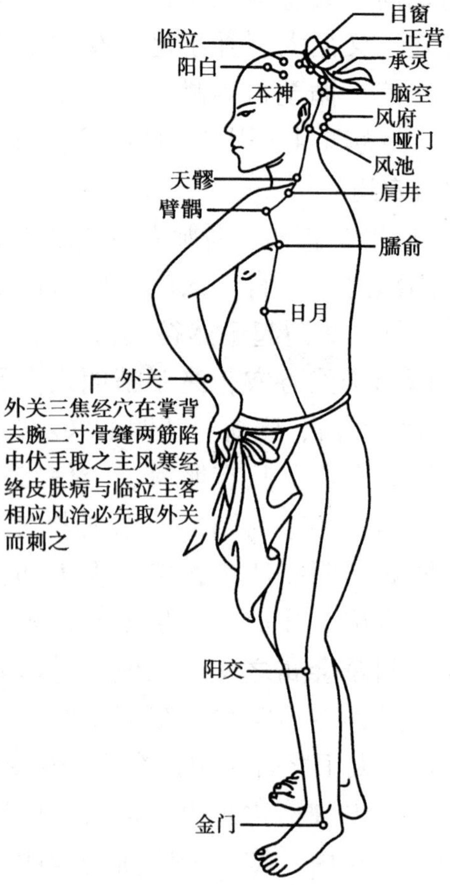

阳维脉穴图（十七穴）

（十四）阳维脉穴歌

阳维脉起穴金门，阳交日月臑俞经，臂臑肩井天髎过，风池脑空接承灵，正营目窗并临泣，阳白仍还循本神，风府哑门会督脉，左右三十四穴成。

阳维脉分寸歌

阳维穴起足太阳,外踝一寸金门藏,踝上七寸阳交郄,肋端日月会少阳,肩后胛上寻臑俞,臂臑肘上七寸当,肩上陷中肩井地,天髎穴在缺盆乡,耳后陷中风池会,枕骨之下脑空彰,脑前寸五承灵市,灵前一寸正营场。目窗只隔正一寸,入发五分临泣详,阳白眉端一寸度,本神入发四分量,项后哑门入发际,入发一寸风府疆。

考正阳维穴道

粤稽阳维穴道,《类经》凡十三穴,则无日月、臂臑、承灵、目窗四穴。李时珍左右凡三十二穴,有居髎、臑会而无日月、风府、哑门三穴。又考《针灸大成》穴凡三十四,有臑会而无臂臑。合诸家稽之《图经》穴道,无阳维之会郄者去之,有阳维之会郄者纪之,实得一十七穴,左右亦成三十四矣。今遵图经穴属,逐一而缕明之。金门穴足太阳之郄,阳维别属也。起足外踝下一寸,行于足少阳经之足外踝上七寸。阳跻穴乃阳维之郄也,三肋端横之。日月穴,足太阴、少阳、阳维之会。又与手足太阳及跻脉会于肩后大骨下,胛骨上,廉臑俞穴也。肘上七寸之臂臑,是手足太阳、阳维之会。又会于肩上陷中肩井穴,缺盆中上毖骨际之天髎穴,乃手足少阳、阳维之会也。

耳后陷中之风池，枕骨下之脑空，脑前寸五之承灵，灵前一寸之正营，隔营一寸之目窗，眉上一寸之阳白，入发四分之本神，俱属少阳、阳维之会。足太阳、少阳、阳维三脉之会者，入发五分之临泣穴也。项后入发之哑门，入发一寸之风府二穴者，系督脉、阳维之会也。约上诸穴，实阳维之左右三十四穴也。晰明于此，求正后之贤者。

（十五）阴维脉穴图

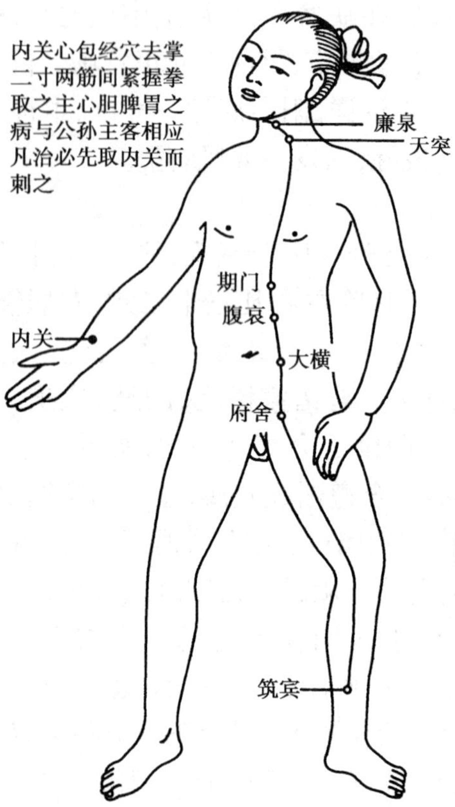

阴维脉穴图（七穴）

（十六）阴维脉穴歌

阴维之穴起筑宾，府舍大横腹哀循，期门天突连舌本，此是阴维脉维阴。

阴维脉分寸歌

阴维脉起足少阴，内踝之上寻筑宾，少腹之下称府舍，大横平脐是穴名，此穴去中三寸半，行至乳下腹哀明，期门直乳二肋缝，天突结喉下一寸，喉上中央舌本下，穴名廉泉通肾津。

阴维起于诸阴之交者，谓起于足少阴肾经之内踝后上腨分中筑宾穴，与足太阴交于少腹下去腹中行三寸半府舍穴，又平脐去中行三寸半大横穴，又行至乳下二肋端缝之下二寸腹哀穴，又与足厥阴交于乳下二肋端缝期门穴，又与任脉交于结喉下一寸宛宛中天突穴，从天突上行，在颔下结喉上，口中舌本下廉泉穴而终。此阴维脉气所发也。

（十七）带脉穴图

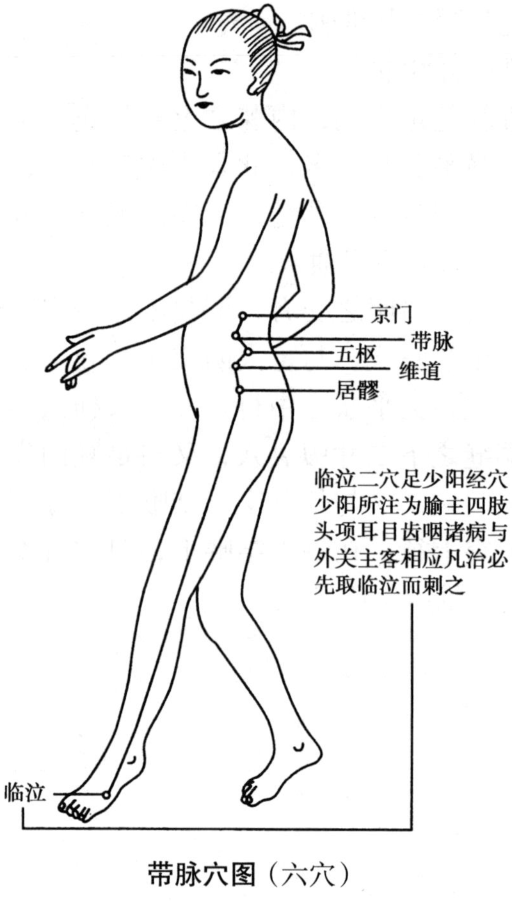

带脉穴图（六穴）

（十八）带脉穴歌

带起少阳带脉穴，绕行五枢维道间，京门之下居髎上，周回季胁束带然。

带脉穴分寸歌

带脉部分足少阳，季胁寸八是其乡，由带三寸五枢穴，过章五三维道当。

带脉穴在季胁下一寸八分，从带脉穴下三寸即五枢穴也。从五枢下行，过肝经之章门穴下五寸三分，即维道穴也。

考正带脉穴道

带脉之穴，李时珍谓起于季胁之章门，循带脉又与足少阳会于五枢、维道，左右凡八穴。张介宾《类经》谓脉气所发，在季胁下一寸八分，穴名带脉。又与足少阳会于维道，凡四穴。《金鉴》与《针灸大成》均言带脉五枢、维道凡六穴。考之《图经》带脉、五枢、维道三穴，属带脉之会。章门穴，乃脾之募藏之会，非带脉之会也。时珍穴之四，介宾穴之二，较之《图经》俱有差失。今遵《图经》、《金鉴》、《大成》穴属，而缕绘之，以质后之贤者。

八、针法秘传

针法手法，不传之秘，尽
在此卷，学者其尽心焉

（一）注解标幽赋

此赋自宋元以来，即相传不废，针灸法之全体大用，包括无遗。在针灸各歌各赋中，最关重要。各书中亦多载有此赋，但文多不全，且无注解，于读者甚为不便。兹照古本录其全文，并加详注，以供学者之探讨。

拯救之法，妙用者针。察岁时于天道，定形气于予心。春夏瘦而刺浅，秋冬肥而刺深。不穷经络阴阳，多逢刺禁；既论藏府虚实，须向经寻。

（第一韵专论针刺之当谨慎，不可造次，须辨经络阴阳、脏腑虚实而行补泻也。）

原夫起自中焦，水初下漏，太阴为始，至厥阴而方终；穴出云门，抵期门而最后。

（第二韵专明十二经脉常行之度，一日一周，自寅手太阴之脉穴出云门为始，至丑足厥阴之脉穴出期门为终。周而复始，相为循环，与滴漏天度无差，号曰斗合人统也。）

正经十二，别络走三百余支；

（十二经络，督任两经，贯串三百六十余穴，以同日度，并诸络十二经、奇经八脉，皇络、孙络、横络、丝络，未尽取名。然不过一昼夜脉行一万三千五百息，血行八百一十丈一周而已矣。）

正侧仰伏，气血有六百余候。

（背为阳，行于阴俞，腹为阴，行于阳俞，总三百六十余穴，左右协助，合穴六百余候。）

手足三阳，手走头而头走足；手足三阴，足走腹而胸走手。

（手三阳从手走至头，足三阳从头走至足，足三阴从足走至腹，手三阴从胸走至手，《难经》所载明矣。）

要识迎随，须明逆顺。

（顺经络而刺，是谓补。逆经络而刺，是谓泻。手法在人，依经用度。）

况乎阴阳，气血多少为最。厥阴太阳，少气多血；太阴少阴，少血多气；而又气多血少者，少阳之分；气盛血多者，阳明之位。先详多少之宜，次察应至之气。

（气血多少，已注经络，不必重论。）

轻滑慢而未来，沉涩紧而已至。

（指弹其穴，穴下气轻滑慢，气未至也，勿刺。待气至，方可刺也。穴下气来沉涩而急，即可刺也。）

既至也，量寒热而留疾；未至者，据虚实而候气。

（气至也，可留则留，可速则速，寒则留，热则速，不可失时。候气未至，或进或退，或按或提，等引气至，方可刺也。）

气之至也，若鱼吞钩饵之浮沉；

（气至穴下，若鱼吞钩，若蚁奔走，或浮或沉也。）

气未至也，似潜处幽堂之深邃。

（穴下气不至，若虚堂无人，刺之无功，不可刺也。）

气至速而效速，气至迟而不治。

（气之至也，刺之即愈。气未至也，如刺绣工，徒劳人尔。）

观夫九针之法，毫针最微，七星可应，众穴主持。

（古针有九名，毫针按七星，斡运璇玑，最为常用。）

本形金也，有触邪扶正之道；

（金者，刚健中正之性，可以去邪，扶持正气也。本形言针之为物。）

短长水也，有决凝开滞之机。

（水有开山穿石之力，以润下为功。针之短长深浅，如水之用也。）

定刺象木，或斜或正；

（针刺可曲可直可斜可正，犹木之曲直也。）

口藏比火，进阳补羸。

（口温针热，补调荣卫，毋令冷热相伤，犹火之能炎上也。）

循机扪而可塞以象土，实应五行而可知。

（土可以塞水，针可以塞病源，是以象土也。一针之用，五行俱全。）

然是一寸六分，包含妙理，虽然拟于毫发，同贯多歧。

（恒所用者，毫针也。按黄帝铜人流注之法，肘前膝下一寸六分，止有八分为针柄，是针二寸四分也。按气血经络，变化无方，惟针所治。）

可平五脏之寒热，能调六腑之虚实。

（脏腑要分表里虚实寒热，针法在斯矣。）

拘挛闭塞，遣八邪而去矣；寒热痛痹，开四关而已之。

（太乙移宫之日，八风之邪，主人寒热头痛。若能开辟四关，病可除也。四关者，两手两足，刺之而已矣，正所谓六十六穴之中也。）

凡刺者，使本神朝而后入；既刺也，使本神定而气随。神不朝而勿刺，神已定而可施。

（神者脉也，脉息见于穴下，气至可刺之。脉息不至则不均，不全则不定，穴下气分，不可刺也，至慎至慎！）

定脚处，取气血为主意；下手处，认水土是根基。

（先占口鼻，呼吸匀者可刺。水土者，太溪、冲阳也，绝则勿刺焉。）

天地人，三才也，涌泉同璇玑、百会；

（百会在顶，应天，主乎气；涌泉在足底，应地，主乎精；璇玑在胸，应人，主乎神。得之者生，失之者亡，应乎三才者也。）

上中下，三部也，大包与天枢、地机。

（上中下三部，谓之三要。大包在腋下三寸，主脾之大井。相依乎手足四肢也，上下左右前后内外交平，而百病可治也。）

阳跻、阳维并督带，主肩背腰腿在表之病；阴跻、阴维、任、冲脉，去心腹胁肋在里之疑（疑者，疾也）。二陵、二跻、二交，似续而交五大；两间、两商、两井，相依而别两支。

（二陵者，阴陵泉、阳陵泉也。二跻者，阴跻、阳跻也。二交者，阴交、阳交也。续，接续也。五大者，五体也。言此六穴，递相交接于两手，两足并头也。两间者，二间三间也。两商者，少商、商阳也。两井者，天井、肩井也。言六穴相依而分别于手之两支也。）

足见取穴之法，必有分寸，先审字意，次观肉分；或伸屈而得之，或平直而安定。在阳部筋骨之侧，陷下为真；在阴分郄腘之间，动脉相应。

（取穴莫熟于分寸，详字意最紧。手背、足背、脊背阳部分，在两筋之旁，以指按陷下者是穴。手心、脚底、肚腹阴之分，在筋骨郄腘之间，以指下动脉应之是穴也。）

取五穴用一穴而必端，取三经使一经而可正。

（取五穴者，谓如阳经用甲丙戊庚壬时，取一时分井荥俞经合，五穴既定，然后取一穴得时刺之。三经者，假令胆经受病，宜取肝经。拘关又取脾经，甲胆与己脾为奇耦，三经只取一经，余同此例。）

头部与肩部详分，督脉与任脉异易定。

（此言经络须要精熟。督脉任脉，一阳一阴，在明师手指，不可造次。）

明标与本，论刺深刺浅之经；住痛移疼，取相交相贯之迳。

（日法寅卯辰上为标，申酉戌下为本，巳午未上为标，亥子丑下为本。故知标病大，本病轻浅也。交贯之路，谓阴交阳会，走经走络，配合之处也，皆可互标而刺之。）

岂不闻脏腑病而求门、海、俞、募之微；

（门海，出入之道。俞募，终始之处，五脏各有俞募。）

经络滞而求原、别、交、会之道。

（阴俞阴谓之交，阳原阳谓之会。）

更穷四根三结，依标本而刺无不痊；

（《素问》云：太阳根于至阴，结于命门。阳明根于厉兑，终于颃颡。少阳根于窍阴，结于窗笼。太阴根于隐白，结于太仓。少阴根于涌泉，结于廉泉。厥阴根于大敦，结于玉英。此谓三结四根，有足太阳根于复溜，溜于京骨，注于昆仑，入于天柱、飞扬也。足少阳根于窍阴，溜于丘墟，注于阳辅，入于光明、天容也。足阳明根于厉兑，溜于冲阳，注于下陵，入于人迎、丰隆也。手太阳根于少泽，溜于阳谷，注于少海，入于天窗、支正也。手少阳根于关冲，溜于阳池，注于支沟，入于天牖、外关也。手阳明根于商阳，溜于合谷，注于阳溪，入于天突、偏历也。手太阴根于少商，溜于太渊，注于列缺，入于迎香。手少阴根于少冲，溜于神门，注于通里，入于极泉。手厥阴根于中冲，溜于大陵，注于内关，入于天池、郄门也。按《灵枢》此篇，不载后一段。）

但用八法、五门，分主客而针无不效。

（用针八法者，迎随一也，转针二也，指法三也，针头四也，虚实五也，阴阳六也，提按七也，呼吸八也。补虚泻实，损益在此八法。五门者，井、荥、俞、经、合也。春刺井，夏刺荥，秋刺经，冬刺合，四季月刺俞穴。五门一月一同，一日亦有五门，同年辰例。客者，客邪也。主者，主气也。知之者，刺之无有不效。）

八脉始终连八会，本是纪纲；十二经络十二原，是为枢要。

（甲光明走乙肝，乙蠡沟走甲胆，丙腕骨走丁心，丁通里走丙小肠，戊丰隆走己脾，己公孙走戊胃，庚偏历走辛肺，辛列缺走庚大肠，壬飞扬走癸肾，癸大钟走壬膀胱，三焦与包络相为表里，此为十二原穴。八脉者，奇经也。有督脉、任脉、冲脉、带脉、阴维、阳维、阴跻、阳跻，是为八脉也。八会者，腑会中脘，脏会章门，筋会阳陵泉，髓会阳辅，血会鬲俞，骨会大杼，脉会太渊，气会膻中。此八穴阴通八脉，相符而用。）

一日刺六十六穴之法，方见幽微；一时取一十二经之原，始知要妙。

（一日刺六十六穴之法，用甲丙戊庚壬五穴，每时相配乙丁己辛癸。一时十穴，五六三十，两手两足相对，共计六十穴。一时平取十二经之原，亦可偏经而已矣。）

原夫补泻之法，非呼吸而在手指；速效之功，要交正而识本经。

（经云：宁失其穴，勿失其经；宁失其时，勿失其气。古人云：有八法，弹、拈、循、扪、摄、按、爪、切。用此如神，故不再执呼吸也。）

交经缪刺，左有病而右畔取；泻络远针，头有病而脚上针。

（手足大病，左因右侵凌，右因左攻击。黄帝云：是动则病，经气更取，所生者病，血络更然。故上下前后左右腹背交经平刺也。）

巨刺与缪刺各异，微针与妙刺相通。

（巨微妙毫针之刺缪，交平而刺巨，随气色而针之，故不同也。）

观部分而知经络之虚实，视浮沉而辨脏腑之寒温。

（此言三部九候，刺虚实寒热表里也，而后刺法行焉。）

且夫先令针耀而虑针损，次藏口内而欲针温。

（古人云：口温针暖，毋令针冷。与皮肉相和，故不损折也。）

目无外视，手如握虎，心无内慕，如待贵人。左手重而多按，欲令气散；右手轻而徐入，不痛之因。

（手法之原，先要左手，穴在重按有准。右手轻拈至分寸，自不痛也。）

空心恐怯，直立侧而多晕；背目沉掐，坐卧平而没昏。

（此明用针规矩法式也。）

推于十干十变，知孔穴之开阖；论其五行五脏，察日时之旺衰。伏如横弩，应若发机。阴交阳别而定血晕，阴跻阳维而下胎衣。

（三阴之交，与三阳别走阴跻阳维，皆治产难下胎血晕，此之谓也。）

痹厥偏枯，迎随俾经络接续；漏崩带下，温补使气血依归。

（风科有一，痹言风寒湿冷而为痹也，接续刺包焦诸穴。女人血下有四：崩者急下，漏者点滴下，渗者浸浸而下，带者随便溺而下。荣卫气息安定，方可刺之。）

静以久留，停针待之。

（用针刺产难崩漏淹涎等病，皆可停针留法，罔不效也。）

必准者取照海，治喉中之闭塞。端的处用大钟，治心内之呆痴。

（照海通阴跻，足少阴经也，可刺喉闭。大钟走足太阳，可刺失心之病。）

大抵疼痛实泻，痒麻虚补。体重节疼而俞居，心下痞满而井主。

（百病麻痒不仁、清冷者虚也，可补之。疼痛者实也，可泻之。五门所主不同，井主心下满闷，荥主气热恍惚，俞主体节疼痛，经主寒热喘嗽，合主气逆泄利也。）

心胀咽痛，针太冲而必除；脾冷胃疼，泻公孙而立愈。胸满腹痛刺内关，胁疼肋痛针飞虎。筋挛骨痛而补魂门，体热劳嗽而泻魄户。头风头痛，刺申脉与金门；眼痒眼疼，泻光明与第五。泻阴郄止盗汗，治小儿骨蒸；刺偏历利小便，医大人水蛊。中风环跳而宜刺，虚损天枢而可取。

（此一节俞穴明注，不必重解。）

由是午前卯后，太阴生而疾温；离左酉南，月朔死而速冷。

（子丑寅三时者，阴中之少阳，不足为用也。午前卯后，乃辰巳之时，阳中之老阳，可治万病之虚寒。酉戌亥三时，阴中之老阴，不足生发也。离左酉南，乃未申之时，阳中之少阴，可治万病之烦躁者。温其虚寒，则针而补之，灸而呵之。冷其烦躁，则针而泻之，灸而吹之。以丈夫同室女，妇人比童子治之。）

循扪弹弩，留吸母以坚长；爪下伸提，疾呼子而嘘短。

（此言八法虚补其母，实泻其子也。）

动退空歇，迎夺右而泻凉；推内进搓，随济左而补暖。

（此明左右转针补泻，取手俯手仰法也。）

慎之！大患危疾，色脉不顺而莫针，寒热风阴，饥饱醉劳而切忌。

（天有六气，阴阳风雨晦明；地有六邪，风寒暑湿温燥；人有六情，喜怒哀乐好恶，共十八事，皆禁忌不可针也。）

望不补而晦不泻，弦不夺而朔不济。

（望日魂魄皆满，血气坚盈，不可补也。晦日月空已尽，人气亦衰，不可泻也。朔，日月会也。月之阴魄未成，日之阳魂始生，人气亦然，故不可泻也。上弦月始生，气血始结，卫气始行，不可夺也。下弦月始减，人气血亦空，不可迎也。古圣有云：针刺之法大禁，一月之内，晦朔弦望四日，谓之四忌。）

精其心而穷其法，无灸艾而坏其皮；正其理而求其源，免投针而失其位。位者胃也。

（灸不当其穴，损伤荣血，肝也。刺不中其法，丧败卫气，胃也。）

避灸处而和四肢，四十有九。禁刺处而除六腧，一十有二。

（二）禁针穴歌

禁灸穴道要先明，脑户囟会及神庭，络却玉枕角孙穴，颅息承泣随承灵，神道灵台膻中忌，水分神阙并会阴，横骨气冲手五里，箕门承筋并青灵，更加臂上三阳络，二十二穴不可针。孕妇不宜针合谷，三阴交内亦同论，石门针灸应须忌，女子终身无妊娠。外有云门并鸠尾，缺盆客主人莫深，肩井深时令闷倒，三里急补命还平。

（三）禁灸穴歌

禁灸之穴四十五，承光哑门并风府，天柱素髎临泣上，睛明攒竹迎香数，禾髎颧髎丝竹空，头维下关与脊中，肩贞心俞白环俞，天牖人迎共乳中，周荣渊液并鸠尾，腹哀少商鱼际同，经渠天府中冲位，阳关阳池地五会，隐白漏谷阴陵泉，条口犊鼻并阴市，伏兔髀关及委中，殷门申脉承扶忌。

（四）古针法歌

先说平针法，含针口内温，按揉令气散，掐穴故教深，持针安穴上，令他嗽一声，随嗽归天部。停针再至人，次提针向病，针退天地人，补必随经刺，令他吹气频，随吹随左转，逐归天地人，待气停针久，三弹更熨温，出针口吸气，急急闭其门。泻欲迎经取，吸则内其针，吸时须右转，依次进天人，转针仍复吸，依法要停针，出针吹出气，摇动大其门。

（五）古穴法歌、论晕针吸针解救法

汪绍达先生曰：穴法歌传世已数百年，并未说明何用，但云相应而已。昔尝举以问老友濮云依，据转述其师陆九芝先生云：此针灸家一大秘密也。凡救晕针及拔针不出种种危险，皆于此相应诸穴下针，但从未有注明何穴救晕针，何穴救吸针，致后人无从措手。然果能明于各经脉中之气机，某经与某经互相贯通，此穴法歌中所云某穴与某穴互相为应者，有如何关系，自不难由此例彼，推类而知也。愚按：吾师石屏先生于救晕针各穴，多至十余处，皆与此歌所云之各穴相符。盖吾师之针法，传于异人聂君，聂君又传于济宁州之高僧，除传授针法外，尚须授以炼气运气诸法，故能于极柔之金针，运以刚劲之真气，由孔穴以入经络，济危救急，指挥如意，又不仅在穴道之相应已也。

汪先生又云：古法救晕针者，但取夺命穴救之。其穴在手膊上侧筋骨陷中，从肩至肘正在当中，即是虾蟆儿上边也。今各穴相应之法，既经发明，救急之法益广。愚按：吾师石屏先生于百会、人中、曲池、合谷、足三里、三阴交，皆能随时取以救治晕针之危急。信乎吾师门之所发明者，于古歌若合符节，尤足征渊源之有自矣。

承浆应风府，风池应合谷，迎香应上星，翳风应合谷，听会应合谷，哑门应人中，攒竹应大阳，大阴应合谷、睛明，内迎香应合谷，人中应委中，肾腧应委中，髋骨应风市，足三里应膏肓，肩井应足三里，阳陵泉应支沟，昆仑应命门，昆仑应行间，申脉应合谷，太冲应昆仑，髋骨应曲池，肩井应支沟，尺泽应曲池，肩髃应髋骨，间使应百劳，关冲应支沟，中渚应人中，少冲应上星，后溪应百劳，神门应后溪，通里应心腧，百劳应肺腧，膏肓应足三里，风门应列缺，照海应昆仑，鸠尾应神门，中极应白环腧，天枢应脾腧。

（六）今世所传之针法

《内经》、《难经》所传之针法，通乎造化之理者也。今世所传之针法，率多无稽之言，岂可相提并论。然古经文意深奥，必须沉潜玩味，乃能得其精微。今人喜简厌繁，贪求浅近。其于圣经视同虚文，孰肯留心于此。兹为普及针法计，取今世针法之近理，而为历代所传习，施之病人确有实效者，择要论列，以便入门。所论各法，虽多为他书所同有，然于他书传讹之处，概行订正。故针法之名称虽同，而所述之方法多异，学者幸勿以其近而忽之。

宏纲陈氏补泻针法

取穴既正，用左手大指掐穴，右手置针穴上，令嗽一声，随嗽内针，至分寸候，针数穴毕。停少时，用右手大指及食指持针，细细动摇，进退搓拈，如手颤之状，谓之催气。约行五六次，觉针下沉紧，却用泻法。令病人呼气一口，随呼转针，如针左边，以右手持针，大指推前，食指向后，轻提针头左转，如针数处，具依此法。转毕，仍用右大指食指持针，却用食指连搓三下，谓之飞。却轻提住针头左转，略退半分许，谓之三飞一退。依此行至五六次，觉针下沉紧，是气至极矣。再轻提住针头左转一二次，如针右边，以左手大指食指持针，大指向前，食指向后依前法轻提针头右转，是针右边泻法。欲出针时，令咳一声，随咳出针，此谓之泻。

补法则依前法催气毕，觉针下气至，令病人吸气一口，随吸转针。如针左边，捻针头转向右边，以我之右手大指食指持针，以大指向后，食指向前，仍捻针深入一二分，使真气深入肌肉之分。如针右边，捻针头转向左边，以我之左手大指食指持针，食指向前，大指向后，仍捻针深入一二分。若针数穴，俱依此法。行毕，停少时，却用手指于针头上轻弹三下，如此三次。仍用我之左手大指食指持针，以大指连搓三下，谓之飞。将针深入一二分，轻提针头，转向左边，谓之一进三飞。依此法行五六次，觉针下沉紧，或针下气热，是气至足矣。令病人吸气一口，随吸出针，急以手按其穴，此谓之补。

三才法

补者，呼气初针，刺至皮内，号曰天才。少停进针，刺至肉内，号曰人才。又停进针，刺至筋骨之间，号曰地才。得气补之，再停良久，退针人部，待气沉紧，倒针朝病，进退往来，飞经走气，尽在其中。泻者，吸气针至天部，少停直至地部，得气泻之。再停良久，退针人部，待气沉紧，倒针朝病，施法同前。少停者，三息也。再停者，五吸也。

候气法

病未退者，针下如根，推之不动，转之不移，此为邪气吸拔其针。未可出针，出则病复，再须补泻，停以待之，直候病势已退，针下微松，如鱼吞饵之状，乃真气至也，方可出针豆许，搓而停之，补者吸之去疾，急扪其穴，泻者呼之去徐，不闭其穴。

近世针家十四法

以下各法，诸家之书不同。兹从实验后考订改正。其紧要异同之处，识者自能辨之。

一切

凡欲下针之时，用两手大指甲，于穴旁上下、左右四围，掐而动之，如刀切割之状，令血气宣散。次用爪法，爪者掐也，用左手大指甲著力掐穴，右手持针，插穴有准，此下针之法也。

二摇

凡退针出穴时，必须摆撼而出之，所谓青龙摆尾者，即摇法也。故曰摇以行气，此出针法也。

三退

凡施补泻，出针豆许，补时出针，宜泻三吸，泻时出针，宜补三呼。再停少时，方可出针。又一泻法，一飞三退，邪气自退。其法一插至地部，三提至天部，插针宜速，提针作三次出，每一次停三吸，宜缓提时，亦宜吸气，故曰退以清气。飞者进也。

四动

凡下针时，如气不行，将针摇之，如摇铃之状。动而振之，每穴每次，须摇五息，一吹一摇，按针左转，一吸一摇，提针右转，故曰动以运气。所谓白虎摇头者，亦用此法。又曰飞针引气，以大指次指拈针来去上下也。

五进

下针后气不至，男左女右，转而进之，外转为左，内转为右。春夏秋冬，各有浅深。又有补法，一退三飞，真气自归。其法一提至天部，三进入地部，提针宜速，进针三次，每停三息宜缓，进时亦宜吹气。故曰进以助气。

六循

下针后气不至，用手上下循之。假如针手阳明合谷穴，气若不至，以三指平直，将指面于针边，至曲池上下往来抚摩，使气血循经而来。故曰循以至气。

七摄

下针之时，气或涩滞，用大食中三指甲，于所属经分，来往摄之，使气血流行。故曰摄以行气。

八努

下针至地，复出人部，补泻务待气至。如欲上行，将大指次指拈住针头，不得转动，却用中指将针腰轻轻按之，四五息久，如拨努机之状。按之在前，使气在后，按之在后，使气在前。气或行迟，两手各持其针，仍行前法，谓之龙虎升腾，自然气血搬运。故曰努以上气。

一说：用大指次指拈针，名曰飞针，引气至也。如气不至，令病人闭气一口，著力努之，外以飞针引之，则气至矣。

九搓

下针之后，将针或内或外，如搓线之状。勿转太紧，令人肥肉缠针，难以进退。左转插之为热，右转提之为寒，各停五息久。故曰搓以使气。

按《内经》云：针入而肉著者，热气因于针则针热，热则肉著于针，故坚焉。兹谓转紧缠针，与经不同。

十弹

补泻之时，如气不行，将针轻轻弹之，使气速行。用大指弹之，象左补也；用次指弹之，象右泻也，每穴各弹七下。故曰弹以催气。

十一盘

如针腹部软肉去处，只用盘法，兼子午捣臼提按之诀。其盘法如循环之状，每次盘时，各须运转五次。左盘按针为补，右盘提针为泻，故曰盘以和气。如针关元穴，先刺入二寸五分，退出一寸，只留一寸五分，在内盘之。且如要取上焦之病，用针头迎向上，刺入二分，补之使气攻上。脐下之病，退出二分。

十二扪

补时出针，用手指掩闭其穴，无令气泄。故曰扪以养气。一说：扪者因痛处未除，以手扪摩痛处，外以飞针引之，除其痛也。

十三按

欲补之时，以手紧捻其针按之，如诊脉之状，毋得挪移再入。每次按之，令细细吹气五口。故曰，按以添气，添助其气也。

十四提

欲泻之时，以手捻针，慢慢伸提豆许，无得转动再出。每次提之，令细细吸气五口，其法提则气往。故曰，提以抽气。

通关过节等十六法

青龙摆尾

如扶船舵，不进不退，一左一右，慢慢拨动。又云：青龙摆尾行气，龙为阳属之故。行针之时，提针至天部，持针摇而按之，如推船舵之缓。每穴左右各摇五息，如龙摆尾之状，兼用按者，按则行卫也。

白虎摇头

似手摇铃，退方进员，兼之左右摇而振之。又云：行针之时，开其上气，闭其下气，气必上行。开其下气，闭其上气，气必下行。如刺手足，欲使气上行，以指下抑之，欲使气下行，以指上抑之，用针头按住少时，其气自然行也。进则左转，退则右转，然后摇动是也。又云：白虎摇头行血，虎为阴属之故。行针之时，插针地部，持针提而动之，如摇铃之状，每穴每施五息。退方进员，非出入也，即大指进前往后，左右略转，提针而动之，似虎摆头之状。兼行提者，提则行荣也，龙补虎泻也。

苍龟探穴

如入土之像，一退三进，钻剔四方。又云：得气之时，将针似龟入土之状，缓缓进之，上下左右而探之。（上下出内也，左右拈针也。）又云：下针时三进一退，将两指按肉持针，于地部右盘，提而剔之，如龟入土，四围钻之。盘而剔者，行经脉也。

赤凤迎源

展翅之仪，入针至地部，提针至天部。候针自摇，复进其源，上下左右，四围飞旋。病在上，吸而退之；病在下，呼而进之。（吸而右退，呼而左进，此即上下左右也。）又云：下针之时，入天插地，复提至天，候气入地，针必动摇。又复推至人部，持住针头左盘，按而捣之，如凤冲风摆翼之状。盘而捣者，行络脉也，凤补龟泻也。以上四法，所谓通关过节者也。

龙虎交战

下针之时，先行龙而左转，可施九阳数足，后行虎而右转，又施六阴数足，乃首龙尾虎以补泻。此是阴中引阳，阳中引阴，乃反复其道也。又云：先于天部施青龙摆尾，左盘右转，按而添之，亦宜三提九按（即九阳也），令九阳数足。后于地部行白虎摇头，右盘左转，提而抽之，亦宜三按六提（即六阴也），令六阴数足，首龙尾虎而转之。此乃阴阳升降之理，住痛移痛之法也。

龙虎升腾

先于天部持针，左盘按之，一回，右盘按之，后一回用中指将针腰插之，如拨弩机之状，如此九次，像青龙纯阳之体。却推针至地部，右盘提之，一回，左盘提之，后一回，用中指将针腰插之，如次六次，像白虎纯阴之体。按之在后，使气在前，按之在前，使气在后。若气血凝滞不行，两手各持其针行之，此飞经走气之法也。

子午捣臼

下针之后，调气得匀，以针上下行九入六出之数。左右转之，道引阴阳之气，百病自除。谚云：针转千遭，其病自消。此除臌膈膨胀之疾也。

烧山火

针入先浅后深，约入五分，用九阳，三进三退，慢提紧按，热至紧闭针穴，方可插针，令天气入，地气出，寒可除矣。又云：一退三飞。飞，进也。如此三次，为三退九进，则成九矣。其法：一次急提至天，三次慢按至地，故曰疾提慢按。随按令病人天气入，地气出，谨按生成息数，病愈而止。一说：三进三退者，三度出入，三次，则成九矣。九阳者，补也。先浅后深者，浅则五分，深则一寸。

透天凉

先深后浅，约入一寸，用六阴，三出三入，紧提慢按。寒至徐徐退出五分，令地气入，天气出，热可退也。又云：一飞三退，如此三次，为三进六退，即六阴数也。其法：一次疾插入地，三次慢提至天，故曰疾按慢提。随提令病人地气入，天气出，谨按脏腑生成息数，病自退矣。一说：一度三进三退，则成六矣。六阴者，补也。

阳中隐阴

先寒后热，浅以深，针入五分，行九阳之数，热至便进针一寸，行六阴之数，乃阳行阴道之理，则先补后泻也。

阴中隐阳

先热后寒，深而浅，先针一寸，行六阴之数。寒至便退针五分之中，行九阳之数，乃阴行阳道之理，则先泻后补也。补者，直须热至。泻者，直待寒侵。

抽添法

针入穴后，行九阳之数，气至慢慢转换，将针提按，或进或退，使气随针到于病所，扶针直插，复向下纳，回阳倒阴。又云：抽添即提按出纳之状。抽者，拔而数拔也。添者，按而数推也。取其要穴，先行九阳之数，得气随吹按添，就随吸抽提，其实在乎动摇出内呼吸同法。以动摇出内呼吸相兼并施，故曰同法。谨按生成息数足效也，此治瘫痪半身不遂之疾。

调气法

下针至地，复出于人。欲气上行，将针右拈；欲气下行，将针左拈。欲补先呼而吸，欲泻先吸后呼。气不至者，以手循摄，以爪切掐，以针摇动进退搓拈，直待气至。以龙虎升腾之法，按之在前，使气在后，按之在后，使气在前，运气走至病所。再用纳气之法，扶针直插，复向下纳，使气不回。若关节阻滞，气不过者，以龙虎龟凤四法，通经接气，驱而运之，然后用循摄爪切，无不应矣。

进气法

针入天部，行九阳之数，气至速卧倒针。候其气行，令病人吸气五七口，其针气上行。此乃进气之法，可治肘臂腰脚身疼。亦可龙虎交战走注之病，左拈九，右拈六，是亦住痛之针。

纳气法

下针之时，先行进退之数，得气便卧倒针。候气前行，催运到于病所，便立起针，复向下纳，使气不出。又云：下针之后，如真气至，针下微微沉紧，如鱼吞饵之状。两手持针，徐徐按倒，令针尖向病，使气上行至病所，扶针直插，复向下纳，使气上行不回也。

留气法

用针之时，先进七分之中，行纯阳之数。若得气，便深入，伸提之，却退至原处。又得气，依前法，可治痃癖症瘕之病。

九、十二经四肢各穴分经主治病症

此即十二经井荥俞经合各穴之主治也

（一）手太阴肺经（左右手及臂凡一十八穴）

1．少商：二穴木也，在手大指端内侧，去爪甲角如韭叶。手太阴之脉所出也，为井。治烦心，善哕，心下满，汗出而寒，咳逆，痎疟，振寒，唾沫，唇干，引饮不下，腹满膨膨，手挛指痛，寒栗鼓颔，喉中鸣。以三棱针刺之，微出血，泄诸藏热凑。唐刺史成君绰，忽腮颔肿大如升，喉中闭塞，水粒不下三日。甄权针之立愈。不宜灸。

2．鱼际：二穴火也，在手大指本节后内侧散脉中。手太阴脉之所流也，为荥。治洒淅恶风寒。虚热，舌上黄，身热，头痛，咳嗽，汗不出，痹走胸背，痛不得息，目眩，烦心，少气，腹痛，不下食，肘挛，支满，喉中干燥，寒栗鼓颔，咳引尻痛溺出，呕血，心痹悲恐。针入二分。留三呼。

3．太渊：二穴土也，在手掌后陷中。手太阴脉之所注也，为腧。治胸痹，逆气，寒厥，善哕，呕饮水，咳嗽，烦怨，不得卧，肺胀满膨膨，背内廉痛，目生白翳，眼眦赤筋，缺盆中引痛，掌中热，数欠，喘不得息，噫气上逆，心痛，唾血，振寒咽干，狂言口噼。可灸三壮，针入二分。

4. 经渠：二穴金也，在寸口陷中。手太阴脉之所行也，为经。治疟寒热，胸背拘急，胸满膨膨，喉痹，掌中热，咳嗽上气，数欠，热病汗不出。暴痹喘逆，心痛，呕吐。针入二分，留三呼。禁不可灸，灸即伤人神。

5. 列缺：二穴去腕侧上一寸五分，以手交叉，头指末筋骨罅中，手太阴络别走阳原。疗偏风口㖞，手腕无力，半身不遂，咳嗽，掌中热，口噤不开，寒疟，呕沫，善笑纵唇口，健忘。针入二分，留三呼，泻五吸即可，灸七壮，慎酒面生冷物等。

6. 孔最：二穴在腕上七寸，手太阴郄。治热病汗不出，此穴可灸，三壮即汗出。咳逆，臂厥痛，针入三分，灸五壮。

7. 尺泽：二穴水也，在肘中约上动脉中。手太阴脉之所入也，为合。治风痹肘挛，手臂不得举，喉痹，上气，舌干，咳嗽，唾浊，四肢暴肿，臂寒，短气。针入三分，可灸五壮。

8. 侠白：二穴在天府下，去肘五寸动脉中。治心痛，干呕，烦满。针入三分，可灸五壮。

9. 天府：二穴在腋下三寸动脉中，以鼻取之。治逆气喘不得息，目眩远视𥆨𥆨，卒中恶鬼疰，不得安卧。禁不可灸，使人逆气。今附刺鼻衄血不止，针入四分，留三呼。

（二）手阳明大肠经（左右手及臂凡二十八穴）

1. 商阳：二穴金也，一名绝阳，在手大指次指内侧，去爪甲角如韭叶。手阳明脉之所出也，为井。治胸中气满，喘咳支肿，热病汗不出，耳鸣且聋，寒热痎疟，口干，颐颔肿，齿痛，恶寒，肩背急相引缺盆痛，目青盲。可灸三壮，右取左，左取右，如须食，立已。针入一分，留一呼。

2. 二间：二穴水也，一名间谷，在手大指次指本节前内侧陷中。手阳明脉之所流也，为荥。治喉痹，颔胫肩背痛，振寒，鼻鼽衄血，多惊，口㖞。针入三分，可灸三壮。

3. 三间：二穴木也，一名少谷，在手大指次指本节之后内侧陷中。手阳明脉之所注也，为腧。治喉痹，咽中如鞭，齿龋痛，嗜卧，胸满，肠鸣洞泄，寒疟，唇焦口干，气喘，目眦急痛。针入三分，留三呼，可灸三壮。

4. 合谷：二穴，一名虎口，在手大指次指岐骨间陷中。手阳明脉之所过也，为原。疗寒热疟，鼻鼽衄，热病汗不出，目视不明，头痛，齿龋，喉痹、痿臂，面肿，唇吻不收，喑不能言，口噤不开。针入三分，留六呼，可灸三壮。今附右妇人妊娠，不可刺之，损胎气。

5. 阳溪：二穴火也，一名中魁，在腕中上侧两筋陷中。手阳明脉之所行也，为经。治狂言喜笑，大见鬼，热病，烦心，目风赤，厥逆头痛，胸满不得息，寒热，疟疾，喉痹，耳鸣，齿惊，掣肘，臂不举，痂疥。针入三分，留七呼，可灸三壮，慎如前法。

6. 偏历：二穴，手阳明络，在腕后三寸，别走太阴。治寒热，疟风，汗不出，目视䀮䀮，癫疾，多言，耳鸣，口㖞，齿龋，喉痹嗌干，鼻鼽衄血。针入三分，留七呼，可灸三壮。

7. 温留：二穴，一名逆注，一名蛇头，在腕后大士六寸，小士五寸，手阳明郄。治口㖞，肠鸣腹痛，伤寒身热，头痛，哕逆，肩不得举，癫疾吐涎，狂言见鬼，喉痹而虚肿。针入三分，可灸三壮。

8. 下廉：二穴在辅骨下，去上廉一寸，辅兑肉其分，外斜。治头风，臂时痛，溺黄。针入五分，留五呼，灸三壮。

9. 上廉：二穴在三里下一寸，其分独抵阳明之会，外斜。治脑风头痛，小便难、黄赤，肠鸣，气走疰痛。针入五分，可灸五壮。

10. 三里：二穴在曲池下二寸，按之肉起，兑肉之端。治手臂不仁，肘挛不伸，齿痛，颊颔肿，瘰疬。可灸三壮，针入二分。

11. 曲池：二穴土也，在肘外辅骨屈肘曲骨之中，以手拱胸取之。手阳明脉之所入也，为合。治肘中痛，偏风，手身不遂，刺风，瘾疹，喉痹不能言，胸中烦满，筋缓捉物不得，挽弓不开，屈伸难，风臂肘细而无力，伤寒余热不尽，皮肤干燥。针入七分，得气先泻后补之，灸亦大良，可灸三壮。

12. 肘髎：二穴在肘大骨外廉陷中。治肘节风痹，臂痛不可举，屈伸挛急。可灸三壮，针入三分。

13. 五里：二穴在肘上三寸，行向里大脉中央。治风劳，惊恐，吐血，肘臂痛，嗜卧，四肢不得动摇，寒热，瘰疬，咳嗽，目视䀮䀮，痎疟，心下胀满。可灸十壮，禁不可针。

14. 臂臑：二穴在肘上七寸䐃肉端，手阳明络。治寒热，颈项拘急，瘰疬，肩背痛不得举。可灸三壮，针入三分。

（三）手少阴心经（左右手及臂凡一十八穴）

1. 少冲：二穴木也，一名经始，在小指内廉之端，去爪甲角如韭叶。手少阴脉之所出也，为井。治热病烦满，上气，心痛，痰冷少气，悲恐善惊，掌中热，胸中痛，口中热，咽中酸，乍寒乍热，手挛不伸，引肘腋痛。针一分，可灸三壮。

2. 少府：二穴火也，在小指本节后陷中，直劳宫。手少阴脉之所流也，为荥。治烦满少气，悲恐畏人，掌中热，肘腋挛急，胸中痛，手卷不伸。针入二分，可灸七壮。

3. 神门：二穴土也，一名兑冲，在掌后锐骨之端陷中。手少阴脉之所注也，为腧。治疟心烦，心烦甚欲得饮冷，恶寒则欲处温中，咽干，不嗜食，心痛，数噫，恐悸，少气不足，手臂寒，喘逆，身热，狂悲哭，呕血，上气，遗溺，大小人五痫。可灸七壮，炷如小麦大，针入三分，留七呼。

4. 阴郄：二穴在掌后动脉中，去腕五分。治失喑不能言，洒淅振寒，厥逆心痛，霍乱，胸中满，衄血，惊恐。针入三分，可灸七壮。

5. 通里：二穴在腕后一寸。治热病卒心中懊侬，数欠频伸，悲恐，目眩，头痛，面赤而热，心悸，肘臂臑痛，实则支肿，虚则不能言，苦呕，喉痹，少气，遗溺。针入三分，可灸三壮。

6. 灵道：二穴金也，去掌后一寸五分或一寸。手少阴脉之所行也，为经。治心痛悲恐，相引瘈疭，肘挛，暴喑不能言。可灸三壮，针入三分。

7. 少海：二穴水也，一名曲节，在肘内廉节后。又云肘内大骨外去肘端五分。手少阴脉之所入也，为合。治寒热，齿龋痛，目眩，发狂，呕吐涎沫，项不得回顾，肘挛，腋胁下痛，四肢不得举。针入三分，可灸三壮。甄权云：屈手向头取之。治齿寒。脑风头痛。不宜灸，针入五分。

8. 青灵：二穴在肘上三寸，举臂取之。治肩臂不举，不能带衣，头痛，振寒，目黄，胁痛。可灸七壮。

9. 极泉：二穴在腋下筋间动脉入胸。治心痛，干呕，四肢不收，咽干烦渴，臂肘厥寒，目黄，胁下满痛。可灸七壮，针入三分。

（四）手太阳小肠经（左右及臂凡一十六穴）

1. 少泽：二穴金也，一名小吉，在手小指之端，去爪甲下一分陷中。手太阳脉之所出也，为井。治疟，寒热，汗不出，喉痹，舌强，口干，心烦，臂痛，瘈疭，咳嗽，颈项急不可顾，目生肤翳覆瞳子。可灸一壮，针一分。

2. 前谷：二穴水也，在手小指外侧本节之前陷中。手太阳脉之所流也，为荥。治热病汗不出，痎疟，癫疾，耳鸣，颔肿，喉痹，咳嗽，衄血，颈项痛，鼻塞不利，目中白翳，臂不得举。可灸一壮，针入一分。

3. 后溪：二穴木也，在手小指外侧本节后陷中。手太阳脉之所注也，为腧。治疟寒热，目赤生翳，鼻衄，耳聋，胸满，颈项强不得回顾，癫疾，臂肘挛急。可灸一壮，针入一分。

4. 腕骨：二穴在手外侧，腕前起骨下陷中。手太阳脉之所过也，为原。治热病汗不出，胁下痛，不得息，颈颔肿，寒热，耳鸣，目冷泪生翳，狂惕，偏枯，臂肘不得屈伸，痎疟，头痛，烦闷，惊风瘈疭，五指掣。可灸三壮，针入二分，留三呼。

5. 阳谷：二穴火也，在手外侧腕中，兑骨之下陷中。手太阳脉之所行也，为经。治癫疾狂走，热病汗不出，胁痛，颈颔肿，寒热，耳聋耳鸣，齿龋痛，臂腕外侧痛不举，妄言左右顾，瘈疭，目眩。可灸三壮，针入二分，留二呼。

6．养老：二穴在手踝骨上一空，腕后一寸陷中，手太阳郄。治肩欲折，臂如拔，手臂疼不能自上下，目视不明。可灸三壮，针入三分。

7．支正：二穴在腕后五寸，别走少阴。治寒热，颔肿，肘挛，头痛目眩，风虚，惊恐狂惕，生肬目。可灸三壮，针入三分。

8．小海：二穴土也，在肘内大骨外，去肘端五分陷中。甄权云：以屈手向头取之。手大阳脉之所入也，为合。治寒热，齿断肿，风眩，颈项痛，疡肿，振寒，肘腋肿，少腹痛，四肢不举。可灸三壮，针入二分。

（五）手厥阴心主脉（左右手及臂凡一十六穴）

1．中冲：二穴木也，在手中指端，去爪甲如韭叶陷中。手厥阴心主脉之所出也，为井。治热病烦闷，汗不出，掌中热，身如火痛，烦满，舌强。针入一分。

2．劳宫：二穴火也，在掌中央动脉中，以屈无名指取之。手厥阴脉之所流也，为荥。治中风，善怒，悲笑不休，手痹，热病三日汗不出，怵惕，胸胁痛不可转侧，大小便血、衄血不止，气逆呕哕，烦渴，食饮不下，大小人口中腥臭，胸胁支满。黄疸目黄。可灸三壮。

3．大陵：二穴土也，在掌后两筋间陷中。手厥阴脉之所注也，为腧。治热病汗不出，臂挛腋肿，善笑不休，心悬如饥，喜悲泣、惊恐，目赤，小便如血，呕逆，狂言不乐，喉痹，口干，身热，头痛，短气，胸胁痛。针入五分，可灸三壮。

4. 内关：二穴在掌后去腕二寸，别走少阳。治目赤，支满，中风，肘挛，实则心暴痛，虚则心烦惕惕。针入五分，可灸三壮。

5. 间使：二穴金也，在掌后三寸两筋间陷中。手厥阴脉之所行也，为经。治心悬如饥，卒狂，胸中澹澹，恶风寒，呕吐，怵惕，寒中，少气，掌中热，腋肿肘挛，卒心痛，多惊，喑不得语，咽中如鲠。可灸五壮，针入三分。岐伯云：可灸鬼邪。

6. 郄门：二穴去腕五寸，手厥阴郄。治心痛，衄血，呕哕，惊恐畏人，神气不足。针入三分，可灸五壮。

7. 曲泽：二穴水也，在肘内廉陷中，屈肘取之。手厥阴脉之所入也，为合。治心痛善惊，身热烦渴口干，逆气呕血，风疹，臂肘手腕善动摇。可灸三壮，针入三分，留七呼。

8. 天泉：二穴，一名天湿，在曲腋下二寸，举臂取之。治心病，胸胁支满，咳逆，膺背胛间臂内廉痛。针入六分，可灸三壮。

（六）手少阳三焦经（左右手及臂凡二十四穴）

1. 关冲：二穴金也，在手小指次指之端，去爪甲角如韭叶。手少阳脉之所出也，为井。治喉痹，舌卷，口干，头痛，霍乱，胸中气噎，不嗜食，臂肘痛不可举，目生翳膜，视物不明。针入一分，可灸一壮，慎猪、鱼、酒、麦、生冷之物。

2. 液门：二穴水也，在手小指次指间陷中。手少阳脉之所流也，为荥。治惊悸妄言，咽外肿，寒厥，手臂痛不能自上下，痎疟，寒热，目眩，头痛，暴得耳聋，目赤涩，齿龋痛。针入二分，可灸三壮。

3. 中渚：二穴木也，在手小指次指本节后间陷中。手少阳脉之所注也，为腧。治热病汗不出，目眩，头痛，耳聋，目生翳膜，久疟，咽肿，肘臂痛，手五指不得屈伸。针入一分，可灸三壮。

4. 阳池：二穴，一名别阳，在手表腕上陷中。手少阳脉之所过也，为原。治寒热疟，或因折伤手腕，捉物不得，肩背痛不得举。针入二分，留三呼，不可灸，慎生冷物等。

5. 外关：二穴手少阳络，在腕后二寸陷中。治肘臂不得屈伸，手五指尽痛，不能握物，耳聋无所闻。可灸三壮，针入三分，留七呼。

6. 支沟：二穴火也，在腕后三寸两骨之间陷中。手少阳脉之所行也，为经。治热病汗不出，肩臂痠肿，胁腋痛，四肢不举，霍乱，呕吐，口噤不开，暴哑不能言。可灸二十七壮，针入二分，慎酒、麦、生冷猪鱼物。

7. 会宗：二穴在腕后三寸，空中一寸。治肌肤痛，耳聋，风痫。针入三分，可灸三壮。

8．三阳络：二穴在臂上大交脉，支沟上一寸。治嗜卧，身体不欲动，耳卒聋，齿龋，暴哑不能言。可灸七壮，切记不可针。

9．四渎：二穴在肘前五寸外廉陷中。治暴气耳聋，齿龋痛。可灸三壮，针入六分，留七呼。

10．天井：二穴土也，在肘外大骨后，肘后上一寸两筋间陷中，屈肘得之。手少阳脉之所入也，为合。甄权云：曲肘后一寸，叉手按膝头，取之两筋骨罅。治心胸痛。咳嗽上气，唾脓，不嗜食，惊悸，瘈疭，风痹，臂肘痛，捉物不得。可灸三壮，针入三分，慎如常法。

11．清冷渊：二穴在肘上二寸，伸肘举臂取之。治臑纵肩臂不举，不得带衣。可灸三壮，针入三分。

12．消泺：二穴在肩下臂外腋，斜肘分下行。治寒热，风痹，项痛，肩背急。针入六分，可灸三壮。

（七）足厥阴肝经（左右足及股凡二十二穴）

1．大敦：二穴木也，在足大指端，去爪甲如韭叶及三毛中。足厥阴脉之所出也，为井。治卒疝，小便数，遗溺，阴头中痛，心痛，汗出，阴上入腹，阴偏大腹，脐中痛，悒悒不乐，病左取右，右取左。腹胀肿满，少腹痛，中热，喜寐，尸蹶状如死，妇人血崩不止。可灸三壮，针入三分，留六呼。

2．行间：二穴火也，在足大指间动脉应手陷中。

足厥阴脉之所流也，为荥。治溺难，又曰浊，寒疝，少腹肿，咳逆，呕血，腰痛不可俯仰，腹中胀，心痛，色苍苍如死状，终日不得息，口㖞，四肢逆冷，嗌干烦渴，瞑不欲视，目中泪出，太息，癫疾，短气，可灸三壮，针入六分，留十呼。

3．太冲：二穴土也，在足大指本节后二寸，或一寸半陷中。今附凡诊大冲脉，可诀男子病死生。足厥阴脉之所注也，为腧。治腰引少腹痛，小便不利状如淋，㿗疝，少腹肿，溏泄，遗溺，阴痛，面目苍色，胸胁支满，足寒，大便难，呕血，女子漏血不止，小儿卒疝，呕逆，发寒，嗌干，肘肿，内踝前痛，淫泺胻痠，腋下肿，马刀疡瘘，唇肿。针入三分，留十呼，可灸三壮。

4．中封：二穴金也，在足内踝前一寸，仰足取之陷中，伸足乃得之。足厥阴脉之所行也，为经。治痎疟，色苍苍，振寒，少腹肿，食怏怏，绕脐痛，足逆冷，不嗜食，身体不仁，寒疝引腰中痛，或身微热。针入四分，留七呼，可灸三壮。

5．蠡沟：二穴在足内踝上五寸，别走少阳、足厥阴络。治卒疝，少腹肿时少腹暴痛，小便不利如癃闭，数噫，恐悸，少气不足，腹中痛，悒悒不乐，咽中闷如有息肉状，背拘急不可俯仰。针入二分，留三呼，可灸三壮。

6．中都：二穴，一名中郄，在内踝上七寸胻骨中，与少阴相值。治肠澼，㿗疝，少腹痛，妇人崩中，因产恶露不绝。针入三分，可灸五壮。

7. 膝关：二穴在犊鼻下二寸陷中。治风痹，膝内痛引膑不可屈伸，喉咽中痛。针入四分，可灸五壮。

8. 曲泉：二穴水也，在膝内辅骨下，大筋上小筋下陷中，屈膝取之。足厥阴脉之所入也，为合。治女子血瘕，按之如汤浸股内，少腹肿，阴挺出，丈夫㿗疝，阴股痛，小便难，腹胁支满，癃闭，少气，泄利，四肢不举，实即身热，目眩痛，汗不出，目䀮䀮，膝痛，筋挛不可屈伸，发狂，衄血，喘呼，少腹痛引喉咽。针入六分，灸三壮。又云：正膝屈内外两筋间宛宛中，又在膝曲横纹头。治风劳，失精，身体极痛，泄水，下利脓血，阴肿，䯒痛。可灸三壮，针入六分，留十呼。

9. 阴包：二穴在膝上四寸，股内廉两筋间，足厥阴别走。治腰尻引中腹痛，遗溺不禁。针入六分，可灸三壮。

10. 五里：二穴在气冲下三寸，阴股中动脉。治肠中满、热闭不得溺。可灸五壮，针入六分。

11. 阴廉：二穴在羊矢下，去气冲二寸动脉中。治妇人绝产若未经生产者。可灸三壮，即有子。针入八分，留七呼。

（八）足少阳胆经（左右足及股凡二十八穴）

1. 窍阴：二穴金也，在足小指次指之端，去爪甲如韭叶。足少阳脉之所出也，为井。治胁痛，咳逆不得息，手足烦热汗不出，转筋，痈疽，头痛，心烦，喉痹，舌强，口干，肘不可举，卒聋不闻人语。可灸三壮，针入一分。

2. 侠溪：二穴水也，在足小指次指岐骨间本节前陷中。足少阳脉之所流也，为荥。治胸胁支满，寒热汗不出，目外眦赤，目眩，颊颔肿，耳聋，胸中痛不可转侧，痛无常处。可灸三壮，针入三分。

3. 地五会：二穴在足小指次指本节后陷中，去侠溪一寸。治内伤唾血，足外皮肤不泽，乳肿。针入二分，不可灸，灸则使羸瘦，不出三年卒。

4. 临泣：二穴木也，在足小指次指本节后间陷中，去侠溪一寸五分。足少阳脉之所注也，为腧。治胸中满、缺盆中及腋下肿，马刀疡瘘、善啮颊、天牖中肿，淫泺胻酸，目眩，枕骨合颅痛，洒淅振寒，妇人月事不利，季胁支满，乳痈，胸痛，周痹痛无常处，厥逆气喘不能行，痎疟日发。可灸三壮，针入二分。

5. 丘墟：二穴在足外踝下，如前陷中，去临泣三寸。足少阳脉之所过也，为原。治胸胁满痛不得息，久疟，振寒，腋下肿，痿厥坐不能起，髀枢中痛，目生翳膜，腿胻酸，转筋，卒疝，少腹坚，寒热，颈肿。可灸三壮，针入五分，留七呼。

6. 悬钟：二穴在足外踝上三寸动脉中，足三阳之大络，按之阳明脉绝乃取之。治心腹胀满，胃中热不嗜食，膝胻痛，筋挛，足不收履，坐不能起。可灸五壮，针入六分，留七呼。

7. 阳辅：二穴火也，在足外踝上四寸，辅骨前绝骨端。如前三分，去丘墟七寸。足少阳脉之所行也，为经。治腰溶溶如坐水中，膝下肤肿，筋挛，诸节尽痛，痛无常处，腋下肿瘘，马刀喉痹，膝胻酸，风痹不仁。可灸三壮，针入五分，留七呼。

8. 光明：二穴在足外踝上五寸，别走厥阴，足少阳终。治身解寒，淫泺胻酸，不能久立，与阳辅疗病法同。热病汗不出，卒狂，虚则痿痹，坐不能起，实则足胻热膝痹，身体不仁，善啮颊。可灸五壮，针入六分，留七呼。

9. 外丘：二穴在足外踝上七寸，少阳所生。治肤痛，痿痹，胸胁胀满，颈项痛，恶风寒，癫疾。针入三分，可灸三壮。今附猘犬所伤，毒不出，发寒热，速以三壮。又可灸所啮之处，立愈。

10. 阳交：二穴，一名别阳，阳维郄，在足外踝上七寸，斜属三阳分肉之间。治寒厥，惊狂，喉痹，胸满，面肿，寒痹，膝胻不收。灸之三壮，针入六分，留七呼。

11. 阳陵泉：二穴土也，在膝下一寸，外廉陷中。足少阳脉之所入也，为合。针入六分，得气即泻。又宜灸留针为要也。治膝伸不得屈，冷痹，脚不仁，偏风，半身不遂，脚冷无血色。又以蹲坐取之，灸亦良，日可灸七壮至十七壮即止。

12. 阳关：二穴在阳陵泉上三寸，犊鼻外陷中。治膝外痛不可屈伸，风痹不仁。针入五分，不可灸。

13. 中渎：二穴在髀骨外膝上五寸，分肉间陷中，足少阳络。治寒气入于分肉之间，痛攻上下，筋痹不仁。可灸五壮。针入五分，留七呼。

14. 环跳：二穴在髀枢中，侧卧伸下足，屈上足取之。治冷风，温痹，风疹，偏风，半身不遂，腰胯痛不得转侧。可灸五十壮，针入一寸，留十呼，忌热面、猪、鱼、生冷物等。

（九）足太阴脾经（左右足及股凡二十二穴）

1. 隐白：二穴木也，在足大指端内侧，去爪甲角如韭叶。足太阴脉之所出也，为井。治腹胀喘满，不得安卧，呕吐食不下，暴泄，衄血，卒尸蹶不识人，足寒不能温。针入三分。今附妇人月事过时不止，刺之立愈。

2. 大都：二穴火也，在足大指本节后陷中。足太阴脉之所流也，为荥。治热病汗不出，手足逆冷，腹满善呕，烦热闷乱，吐逆，目弦。可灸三壮，针入三分。

3. 太白：二穴土也，在足内侧核骨下陷中。足太阴脉之所注也，为腧。治身热烦满，腹胀食不化，呕吐，泄脓血，腰痛，大便难，气逆霍乱，腹中切痛。可灸三壮，针入三分。

4. 公孙：二穴在足大指本节后一寸，别走阳明、太阴络。治寒疟，不嗜食，卒面肿，烦心，狂言，腹虚胀如鼓。可灸三壮，针入四分。

5. 商丘：二穴金也，在足内踝下微前陷中。足太阴脉之所行也，为经。治腹胀，肠中鸣不便，脾虚令人不乐，身寒，善太息，心悲气逆，痔疾，骨疽蚀，绝子，魇梦，可灸三壮，针入三分。

6. 三阴：二穴在内踝上三寸，骨下陷中，足太阴、厥阴、少阴之交会。治痃癖，腹中寒，膝股内痛，气逆，小便不利，脾病身重，四肢不举，腹胀肠鸣，溏泄，食不化，女子漏下不止。可灸三壮，针入三分。昔有宋太子性善医术，出苑逢一怀娠妇人。太子诊曰：是一女也。令徐文伯亦诊之，此一男一女也。太子性急，欲剖视之。臣请针之，泻足三阴交，补手阳明合谷，应针而落，果如文伯之言。故妊娠不可刺也。

7. 漏谷：二穴，亦名太阴络，在内踝上六寸骨下陷中。治痃癖冷气，心腹胀满，食饮不为肌肤，湿痹不能久立。针入三分。

8. 地机：二穴，亦名脾舍，足太阴郄，别走上一寸空，在膝下五寸。治女子血瘕，按之如汤沃股内至膝，丈夫溏泄，腹胁气胀，水肿腹坚，不嗜食，小便不利。可灸三壮，针入三分。

9. 阴陵泉：二穴水也，在膝下内侧辅骨下陷中，伸足取之。足太阴脉之所入也，为合。又曲膝取之。治腹中寒，不嗜食，膈下满，水胀腹坚，喘逆不得卧，腰痛不得俯仰，霍乱，疝瘕，小便不和，气淋，寒热不节。针入五分。

10. 血海：二穴在膝膑上内廉白肉际二寸中。治女子漏下恶血，月事不调，逆气腹胀。可灸三壮，针五分。

11．箕门：二穴在鱼腹上越筋间，动脉应手在阴股。《内经》一云在股上起筋间。治淋，遗溺，鼠鼷肿痛，小便不通。可灸三壮。

（十）足阳明胃经（左右及股凡三十穴）

1．厉兑：二穴金也，在足大指次指之端，去爪甲如韭叶。足阳明脉之所出也，为井。治尸厥口噤气绝，状如中恶，心腹胀满，热病汗不出，寒热疟，不嗜食而肿，足胻寒，喉痹，齿龋，恶风，鼻不利，多惊好卧。针入一分，可灸一壮。

2．内庭：二穴水也，在足大指次指外间陷中。足阳明脉之所流也，为荥。治四肢厥逆，腹胀满，数欠，恶闻人声，振寒，咽中引痛，口㖞，齿龋痛，疟不嗜食。可灸三壮，针入三分。

3．陷谷：二穴木也，在足大指次指之间本节后陷中，去内庭二寸。足阳明脉之所注也，为腧。治面目浮肿及水病，善咽，肠鸣腹痛，热病汗不出，振寒疟疾。针入三分，留七呼，可灸三壮。

4．冲阳：二穴在足跗上，去陷谷三寸。足阳明脉之所过也，为原。治偏风，口眼㖞斜，肘肿，齿龋痛，发寒热，腹坚大，不嗜食，振寒，久狂登高而歌，弃衣而走，足缓履不收。针入五分，可灸三壮。

5．解溪：二穴火也，在冲阳后一寸五分，腕上陷中。足阳明脉之所行也，为经。治风面浮肿，颜黑。

厥气上冲，腹胀，大便下重，瘈惊，膝股胻肿，转筋，目眩，头痛，癫疾，烦心悲泣，霍乱、头风，面目赤。针入五分，可灸三壮。

6. 丰隆：二穴在外踝上八寸下廉，胻外廉陷中，别走太阴。治厥逆，胸痛如刺，腹中切痛，大小便难涩，厥头痛，面浮肿，风逆，四肢肿，身湿，喉痹不能言。针入三分，可灸三壮。

7. 下廉：二穴，一名下巨虚，在上廉下三寸，当举足取穴。治少腹痛，飧泄，次指间痛，唇干，涎出不觉，不得汗出，毛发焦，脱肉少气，胃中热不嗜饮食，泄脓血，胸胁少腹痛，暴惊狂言非常，女子乳痈，喉痹，胻肿，足跗不收。针入八分，可灸三壮。

8. 条口：二穴在下廉上一寸，举足取之。治膝胻寒酸痛，足缓履不收，湿痹，足下热。针入五分，可灸三壮。

9. 上廉：二穴，一名上巨虚，在三里下三寸，当举足取之。治飧泄，腹胁支满，狂走，夹脐腹痛，食不化，喘息不能行。可灸三壮，针入三分。甄权云：治藏气不足，偏风，腿腲手足不仁，可灸以年为壮。

10. 三里：二穴土也，在膝下三寸，胻外廉两筋间，当举足取之。足阳明脉之所入也，为合。治胃中寒，心腹胀满，胃气不足，闻食臭，肠鸣腹痛，食不化。秦承祖云：诸病皆治，食气，水气，蛊毒，痃癖，四肢肿满，膝胻酸痛，目不明。华池云：疗五劳羸瘦，七伤虚乏。胸中瘀血，乳痈。《外台》、《明堂》云：人年三十已上，若不灸三里，令气上冲目。可灸三壮，针入五分。

11. 犊鼻：二穴在膝膑下，骭，侠解大筋中。治膝中疼痛不仁，难跪起，膝膑臃肿，溃者不可治，不溃者可疗。若犊鼻坚硬，勿便攻，先以洗熨，即微刺之愈。

12. 梁丘：二穴在膝上二寸两筋间。治大惊，乳痛，寒痹，膝不能屈伸。可灸三壮，针入三分。

13. 阴市：二穴，一名阴鼎，在膝上三寸，伏兔下，若拜而取之。治寒疝，少腹痛，胀满，腰已下伏兔上寒如注水。针入三分，不可灸。

14. 伏兔：二穴在膝上六寸起肉，一本云膝盖上七寸。治风劳气逆，膝冷不得温。针入五分，不可灸。

15. 髀关：二穴在膝上伏兔后交分中。治膝寒不仁，痿厥，股内筋络急。针入六分。

（十一）足少阴肾经（左右足及股凡二十穴）

1. 涌泉：二穴木也，一名地冲，在足心陷中，屈足卷指宛宛中。足少阴脉之所出也，为井。治腰痛，大便难，心中结热，风疹，风痫，心痛，不嗜食，妇人无子，咳嗽身热，喉痹，胸胁满，目眩，男子如蛊，女子如妊娠，五指端尽痛，足不得践地。可灸三壮，针入五分，无令出血。淳于意云：汉北齐王阿母患足下热，喘满。谓曰：热厥也。当刺之足心，立愈。

2. 然谷：二穴火也，一名龙渊，在足内踝前起大骨下陷中。足少阴脉之所流也，为荥。治咽内肿，心恐惧如人将捕，涎出喘呼少气，足跗肿不得履地，寒疝。少腹胀，上抢胸胁，咳唾血，喉痹，淋沥，女子不孕，男子精溢，骱酸不能久立，足一寒一热，舌纵，烦满，消漏，初生小儿脐风口噤，痿厥，洞泄。可灸三壮，针入三分，不宜见血。

3. 太溪：二穴土也，在足内踝后，跟骨上动脉陷中。足少阴脉之所注也，为腧。治久疟咳逆，心痛如锥刺其心，手足寒至节，喘息者死。呕吐，口中如胶，善噫，寒疝，热病汗不出，默默嗜卧，溺黄消瘅，大便难，咽肿唾血。今附痃癖，寒热，咳嗽，不嗜食，腹胁痛，瘦脊，手足厥冷。可灸三壮，针入三分。

4. 大钟：二穴在足跟后冲中，走太阳，足少阴络。治实则小便淋闭洒，腰脊强痛，大便秘涩，嗜卧，口中热。虚则呕逆多寒，欲闭户而处，少气不足，胸胀喘息，舌干，咽中食噎不得下，善惊恐不乐，喉中鸣，咳唾血。可灸三壮，针入二分，留七呼。

5. 水泉：二穴少阴郄，去太溪下一寸，在内踝下。治月事不来，来即多，心下闷痛，目䀮䀮不能远视，阴挺出，小便淋沥，腹中痛。可灸五壮，针入四分。

6. 照海：二穴阴跻脉所生，在足内踝下，治嗌干，四肢懈惰，善悲不乐，久疟，卒疝，少腹痛，呕吐，嗜卧，大风偏枯，半身不遂，女子淋沥，阴挺出。针入三分，可灸三壮。

7. 复溜：二穴金也，一名昌阳，一名伏白，在足内踝上二寸陷中。足少阴脉之所行也，为经。治腰脊内引痛，不得俯仰起坐，目𥆨𥆨，善怒多言，舌干，涎自出，足痿不收履，胻寒不自温，腹中雷鸣，腹胀如鼓，四支肿，十水病，溺青赤黄白黑，青取井，赤取荥，黄取腧，白取经，黑取合，血痔，泄后肿，五淋，小便如散，大骨寒热，汗注不止。可灸五壮，针入三分，留三呼。

8. 交信：二穴在内踝上二寸，少阴前，太阴后廉前筋骨间，足腨阴跻之郄。治气淋，㿉疝，阴急，股引腨内廉骨痛，又泄利赤白，女子漏血不止。可灸三壮，针入四分，留五呼。

9. 筑宾：二穴在内踝上，腨分中。治小儿胎疝，痛不得乳，癫疾狂言，呕吐沫，足腨痛。可灸五壮，针入三分。

10. 阴谷：二穴，水也。在膝内辅骨后，大筋下，小筋上，按之应手，屈膝乃取之。足少阴脉之所入也，为合。治膝痛如离，不得屈伸，舌纵涎下，烦逆溺难，少腹急引阴痛，股内廉痛，妇人漏血不止，腹胀满不得息，小便黄，男子如蛊，女子如妊娠。可灸三壮，针入四分，留七呼。

（十二）足太阳膀胱经（左右足凡三十六穴）

1. 至阴：二穴，金也。在足小指外侧，去爪甲角如韭叶。足太阳脉之所出也，为井。治目生翳，鼻塞头重，风寒从足小指起，脉痹上下带胸胁痛无常，转筋，寒疟，汗不出，烦心，足下热，小便不利，失精。针入二分，可灸三壮。

2. 通谷：二穴，水也。在足小指外侧本节前陷中。足太阳脉之所流也，为荥。治头重目眩，善惊，引鼽衄，颈项痛，目䀮䀮。甄权云：结积留饮，胸满，食不化。可灸三壮，针入二分。

3. 束骨：二穴，木也。在足小指本节后陷中。足太阳脉之所注也，为腧。治腰如折，腨如结，耳聋，恶风寒，目眩，项不可回顾，目内眦赤烂。可灸三壮，针三分。

4. 京骨：二穴，在足外侧大骨下，赤白肉际陷中。足太阳脉之所过也，为原。治膝痛不得屈伸，目内眦赤烂，发疟，寒热，善惊，不欲食，筋挛，足胻酸，髀枢痛，颈项强，腰背不可俯仰，鼽衄血不止，目眩。针入三分，可灸七壮。

5. 申脉：二穴，阳跻脉所出，在外踝下陷中，容爪甲，白肉际。治腰痛不能举体，足胻寒，不能久立坐，若下舟车中，痛疾。针入三分。

6. 金门：二穴，一名关梁。在足外踝下，足太阳郄，阳维所别属也。治霍乱，转筋，膝胻酸，身战不能久立，癫痫尸厥，暴疝，小儿发痫，张口摇头，身反折。可灸三壮，炷如小麦大，针入一分。

7. 仆参：二穴，一名安邪。在跟骨下陷中，拱足得之。治足跟痛不得履地，脚痿，转筋，尸厥如中恶状，霍乱吐逆，癫痫，狂言见鬼。针入三分，可灸七壮。

8. 昆仑：二穴，火也。在足外踝后，跟骨上陷中。足太阳脉之所行也，为经。治腰尻痛，足端肿不得履地，衄衄，脚如结，踝如裂，头痛，肩背拘急，咳喘，暴满，阴肿痛，小儿发痫瘈疭。炷如小麦大，可灸三壮，针入三分。

9. 跗阳：二穴在足外踝上三寸阳跻郄，太阳前，少阳后筋骨间。阳跻之郄。治痿厥风痹，头重颇痛，髀枢股胻痛，瘈疭，风痹不仁，时有寒栗，四肢不举。可灸三壮，针入五分，留七呼。

10. 飞扬：二穴，一名厥阴，足太阳络，别走少阴。在外踝上七寸。治野鸡痔，历节风，足指不得屈伸，头目眩，逆气，鼽衄癫疾，寒疟。可灸三壮，针入三分。

11. 承山：二穴，一名鱼腹，一名肉柱。在兑腨肠下分肉之间陷中。治腰背痛，脚腨重，战栗不能立，脚气，膝下肿，霍乱转筋，大便难，久痔肿痛。可灸五壮，针入七分。

12. 承筋：二穴，一名腨肠，一名直肠。在腨肠中央陷中。治寒痹转筋，肢肿，大便难，脚腨酸重引少腹痛，鼻鼽衄，腰背拘急，霍乱。可灸三壮，禁针。

13. 合阳：二穴在膝约中央下二寸。治腰脊强引腹痛，阴股热，膝酸痠重履步难，寒疝，阴偏痛，女子崩中。针入六分，可灸五壮。

14. 委中：二穴，土也。在腘中央约纹中动脉。足太阳脉之所入也，为合。治腰侠脊沉沉然，遗溺，腰重不能举体，风痹，髀枢痛，可出血，痼疹皆愈。今附：委中者，血郄也。热病汗不出，足热，厥逆满，膝不得屈伸，取其经血立愈。

15. 委阳：二穴，三焦下辅腧也。在足太阳之后，出于腘中外廉两筋间，屈伸取之，承扶下六寸，足太阳脉之中。治腋下肿痛，胸满膨膨，筋急身热，飞尸遁注，痿厥不仁，小便淋沥。可灸三壮，针入七分。

16. 浮郄：二穴在委阳上一寸，展膝得之。治小肠热，大肠结，股外经筋急，髀枢不仁，可灸三壮，针入五分。

17. 殷门：二穴在肉郄下六寸。治腰脊不可俯仰举重，恶血注之，股外肿。针入七分。

18. 承扶：二穴，一名肉郄，一名阴关，一名皮部。在尻臀下，股阴冲上纹中。治腰脊相引如解，久痔，尻脽肿，大便难，阴胞有寒，小便不利。针入七分。

十、头面偃伏正侧各部各经穴主治病症

（一）偃伏头部中行（凡一十穴）

1．神庭：一穴在鼻直，入发际五分。督脉、足太阳阳明三脉之会。治癫疾风痫，戴目上不识人，头风目眩，鼻出清涕不止，目泪出，惊悸不得安寝。可灸二七壮，至七七壮止。岐伯曰：凡欲疗风，勿令灸多，缘风性轻，多即伤。惟宜灸七壮至三七壮止，禁不可针，针即发狂，忌生冷、鸡、猪、酒、面、动风物等。

2．上星：一穴在鼻直上，入发际一寸陷中，督脉气所发。治头风，面虚肿，鼻塞不闻香臭，目眩，痎疟振寒，热病汗不出，目睛痛不能远视。以细三棱针刺之，即宣泄诸阳热气，无令上冲头目。可灸七壮，不宜多灸。若频灸，即拔气上，令人目不明，忌如前法。

3．囟会：一穴在上星后一寸陷中，可容豆，督脉气所发。治目眩，面肿，鼻塞不闻香臭，惊痫，戴目上不识人。可灸二七壮，至七七壮。初灸即不痛，病去即痛，痛即罢灸。若是鼻塞，灸至四日渐退，七日顿愈。针入二分，留三呼，得气即泻。头风，生白屑，多睡，针之弥佳。针讫，以末盐、生麻油相和揩发根下，头风即永除。若八岁以下，即不得针。盖缘囟门未合，刺之不幸令人夭。忌热面、猪、鱼物等。

4. 前顶：一穴在囟会后一寸五分骨陷中，督脉气所发。据甄权《针经》云是一寸，今即依《素问》一寸五分为定。疗头风目眩，面赤肿，小儿惊痫，风痫瘈疭，发即无时，鼻多清涕，顶肿痛。针入一分，可灸三壮，至七七壮即止，忌如前法。

5. 百会：一穴，一名三阳五会。在前顶后一寸五分，顶中央旋毛中，可容豆。督脉、足太阳交会于巅上。治小儿脱肛久不差，风痫中风，角弓反张，或多哭，言语不择，发即无时，盛则吐沫，心烦惊悸，健忘痎疟，耳鸣耳聋，鼻塞不闻香臭。针入二分，得气即泻。可灸七壮，至七七壮即止。唐秦鸣鹤刺微出血，头痛立愈。凡灸头顶，不得过七七壮，缘头顶皮肤浅薄，灸不宜多。

6. 后顶：一穴，一名交冲。在百会后一寸五分，枕骨上，督脉气所发。治目䀮䀮，颈项恶风寒，目眩，头偏痛。可灸五壮，针入三分。

7. 强间：一穴，一名大羽。在后顶后一寸五分，督脉气所发。治脑旋目晕，头痛不可忍，烦心，呕吐涎沫，发即无时，颈项强左右不得回顾。可灸七壮，针入二分。

8. 脑户：一穴，一名合颅。在枕骨上，强间后一寸五分，督脉、足太阳之会。禁不可针，针之令人哑不能言。治目睛痛不能远视，面赤目黄头肿。可灸七壮，亦不可妄灸，令人失喑。

9. 风府：一穴，一名舌本。在项发际上一寸，大筋内宛宛中，疾言其肉立起，言休立下，督脉、阳维之会。禁不可灸，不幸使人失喑。治头痛颈急不得回顾，目眩鼻衄，喉咽痛，狂走目妄视。针入三分。

10. 哑门：一穴，一作“喑”，一名舌横，一名舌厌。在项中央，入发际五分宛宛中。督脉、阳维之会，入系舌本，仰头取之。禁不可灸，灸之令人哑。治颈项强，舌缓不能言，诸阳热气盛，鼻衄血不止，头痛，风汗不出，寒热，风痓脊强反折，瘈疭癫疾，头重。针入二分。

（二）偃伏头部第二行

（左右凡一十四穴）

1. 曲差：二穴在神庭傍一寸五分，入发际，足太阳脉气所发。治心中烦满汗不出，头顶痛，身体烦热，目视不明。针入二分，可灸三壮。

2. 五处：二穴在上星旁一寸五分，足太阳脉气所发。治目不明，头风目眩，瘈疭，目戴上不识人。针入三分，留七呼，可灸三壮。

3. 承光：二穴在五处后一寸五分，足太阳脉气所发。治鼻塞不闻香臭，口㖞，鼻多清涕，风眩头痛，呕吐心烦，目生白膜。针入三分，禁不可灸，忌如前法。

4. 通天：二穴在承光后一寸五分，足太阳脉气所发。治颈项转侧难，鼻塞闷，偏风口㖞，鼻多清涕，衄血头重。针入三分，留七呼，可灸三壮。

5. 络却：二穴，一名强阳，又名脑盖。在通天后一寸五分，足太阳脉气所发。治青风内障，目无所见，头旋耳鸣。可灸三壮。

6. 玉枕：二穴在络却后一寸五分，侠脑户旁一寸三分，起肉枕骨，入发际上三寸，足太阳脉气所发。治目痛不能视，脑风疼痛不可忍者。可灸三壮。

7. 天柱：二穴侠项后发际，大筋外廉陷中，足太阳脉气所发。治足不任身体，肩背痛欲折，目瞑视。今附：治颈项筋急不得回顾，头旋脑痛。针入五分，得气即泻立愈。

（三）偃伏头部第三行

（左右凡一十二穴）

1. 临泣：二穴在目上，直入发际五分陷中，足太阳、少阳之会。治卒中风不识人，目眩鼻塞，目生白翳多泪。针入三分，留七呼，得气即泻，忌如前法。

2. 目窗：二穴在临泣后一寸，足少阳、阳维之会。治头面浮肿痛，引目外眦赤痛。忽头旋，目䀮䀮远视不明。针入三分，可灸五壮。今附三度刺目大明。

3. 正营：二穴在目窗后一寸，足少阳、阳维之会。治牙齿痛，唇吻急强，齿龋痛，头项偏痛。针入三分，可灸五壮。

4. 承灵：二穴在正营后一寸五分，足少阳、阳维之会。治脑风头疼，恶风寒，鼽鼻塞，息不利。可灸三壮。

5．脑空：二穴，一名颞颥。在承灵后一寸五分，侠玉枕骨下陷中，足少阳、阳维之会。治脑风头痛不可忍，目瞑心悸，发即为癫风，引目眇，劳疾羸瘦，体热，颈项强不得回顾。针入五分，得气即泻，可灸三壮。魏公苦患头风，发即心闷乱目眩，华佗当针而立愈。忌如前法。

6．风池：二穴在颞颥后，发际陷中，足少阳、阳维之会。治洒淅寒热，温病汗不出，目眩，苦头痛，痎疟，颈项痛不得回顾，目泪出，欠气，多鼻鼽衄，目内眦赤痛，气发耳塞目不明，腰伛偻，引项筋无力不收。针入七分，留七呼，可灸七壮。

（四）侧头部（左右凡二十六穴）

1．颔厌：二穴在曲周下，颞颥上廉，手足少阳、阳明之交会。治头风眩，目无所见，偏头痛，引目眦急，耳鸣多嚏，颈项痛。针入七分，留七呼，可灸三壮。忌如前法。

2．悬颅：二穴在曲周上，颞颥中，足少阳脉气所发。治热病烦满汗不出，头偏痛，引目外眦赤，身热齿痛，面肤赤痛。针入三分，留三呼，可灸三壮。忌如前。

3．悬厘：二穴在曲周上，颞颥下廉，手足少阳、阳明之交会。治热病汗不出，头偏痛，烦心不欲食，目锐眦赤痛。针入三分，可灸三壮。

4．天冲：二穴在耳上如前三分。治头痛，癫疾风痉，牙断肿，善惊恐。可灸七壮，针入三分。

5．率谷：二穴在耳上，入发际一寸五分，足太阳、少阳之会，治隔胃寒痰，伤酒，风发脑两角强痛，不能饮食，烦满呕吐不止。可灸三壮，针入三分。

6．曲鬓：二穴在耳上发际曲陷中，鼓颔有空，足太阳、少阳之会。治颊颔肿，引牙车不得开，急痛口噤不能言。灸亦良，可灸七壮，针入三分。

7．角孙：二穴在耳廓中间上，开口有空，手足少阳之会。治目生肤翳，齿断肿。可灸三壮。明堂别无疗病法。

8．窍阴：二穴在枕骨下，摇动有空，足太阳、少阳之会。治劳疸发厉，项痛引头目痛。针入三分，可灸七壮。

9．浮白：二穴在耳后，入发际一寸，足太阳、少阳之会。治发寒热，喉痹，咳逆痰沫，胸中满不得喘息，耳鸣嘈嘈无所闻，颈项痈肿及瘿气，肩背不举，悉皆治之。针入五分，可灸七壮。

10．颅息：二穴在耳后间青络脉，足少阳脉气所发。治身热头重，胁痛不得转侧，风痉耳聋，小儿发痫瘈疭，呕吐涎沫，惊恐失精，瞻视不明。不宜针，即可灸七壮。

11．瘈脉：二穴，一名资脉。在耳本后鸡足青络脉。刺出血如豆汁，不宜出血多。治头风耳鸣，小儿惊痫，瘈疭，呕吐，泄痢无时，惊恐眵瞢，目睛不明。可灸三壮，针入一分。

12. 完骨：二穴在耳后，入发际四分。治头痛烦心，癫疾，头面虚肿，齿龋，偏风，口眼祸斜，颈项痛不得回顾，小便赤黄，喉痹颊肿。针入五分，可灸七壮。

13. 翳风：二穴，在耳后陷中，按之引耳中，手足少阳之会。治耳聋，口眼祸斜，失欠脱颔，口噤不开，吃不能言，颊肿，牙车急痛。针入七分，可灸七壮。

（五）正面部中行

（凡六穴）

1. 素髎：一穴，一名面正。在鼻柱之端，督脉所发。此穴诸方阙治疗法。《外台》云不宜灸。《千金》治鼻塞，瘜肉不消，多涕，生疮。针入一分。

2. 水沟：一穴，在鼻柱下，一名人中，督脉、手阳明之会。治消渴饮水无度，水气遍身肿，失笑无时，癫痫语不识尊卑，乍喜乍哭，牙关不开，面肿唇动，状如虫行，卒中恶。针入四分，留五呼，得气即泻。灸亦得，然不及针。若灸，可小雀粪大为艾炷目，可穴三壮，至七壮即罢。风水面肿，针此一穴，出水尽，即顿愈。忌如前法。

3. 兑端：一穴在唇上端。治癫疾吐沫，小便黄，舌干消渴，衄血不止，唇吻强，齿断痛。针入二分，可灸三壮，炷如大麦，出《千金》、《外台》、《甲乙经》。

4. 龈交：一穴在唇内齿上龈缝筋中。治面赤，心烦痛，颈项急不得回顾。新附：治小儿面疮，癣久不除，点烙亦佳。鼻塞不利，目泪眵汁，内眦赤痒痛，生白肤翳，鼻中瘜肉，蚀疮。针入三分，可灸三壮。

5. 承浆：一穴，一名悬浆，在颐前唇下宛宛中，足阳明、任脉之会。疗偏风口㖞，面肿消渴，口齿疳蚀生疮。灸亦佳，日可灸七壮至七七壮，止灸即血脉通宣，其风应时立愈。其艾炷不用大，一依小竹箸头作炷。脉粗细状如细线，艾炷破肉，但令当脉，灸亦能愈疾。凡灸脐下久冷疝瘕，痃癖气块，伏梁积气，宜艾炷大。故《小品》诸方云：腹背宜灸五百壮，四肢则但去风邪，不宜多灸，七壮至七七壮止，不得过随年数。如巨阙、鸠尾虽是胸腹之穴，灸不过七七壮，艾炷不须大，以竹箸头作炷，正当脉上灸之。若灸胸腹，艾炷大灸多，令人永无心力；如头顶穴若灸多，令人失精神；臂脚穴灸多，令人血脉枯竭，四肢细瘦无力。既复失精神，又加于细瘦，即脱人真气。针入三分，得气即泻。忌如前法。

6. 廉泉：一穴，一名舌本，在颔下结喉上，阴维、任脉之会。治舌下肿难言，舌纵涎出，咳嗽，上气喘息，呕沫口噤，舌根急缩，下食难。可灸三壮，针入三分，得气即泻。

以上六穴，忌并如前法。

（六）正面部第二行

（左右凡一十穴）

1．攒作：二穴，一名始光，一名光明，一名员柱。在两眉头陷中，足太阳脉气所发。治目䀮䀮视物不明，眼中赤痛及脸瞤动。针入一分，留三呼，泻三吸，徐徐而出针。不宜灸，宜以细三棱针刺之，宣泄热气，三度针，目大明。忌如前法。

2．睛明：二穴，一名泪孔。在目内眦，手足太阳、少阳、足阳明五脉之会。治攀睛翳膜覆瞳子，恶风泪出，目内眦痒痛，小儿雀目疳眼，大人气眼冷泪，䁖目视物不明，大眦胬肉侵睛。针入一寸五分，留三呼，禁不可灸。雀目者，宜可久留针，然后速出针。忌如前法。

3．巨髎：二穴侠鼻孔傍一作旁八分，直目瞳子，跻脉、足阳明之会。治青盲目无所见，远视䀮䀮，白翳覆瞳子面，风寒鼻塞，颇上肿壅痛，瘈疭口㖞。针入三分，得气而泻。灸亦良可，灸七壮。

4．迎香：二穴在禾髎上一寸，鼻孔傍五分，手足阳明之会。治鼻有瘜肉，不闻香臭，衄血，偏风口㖞，面痒浮肿，风动叶叶状如虫行，或痒肿痛。针入三分，留三呼，不宜灸。忌如常法。

5．禾髎：二穴，在鼻孔下，侠水沟傍五分，手阳明脉气所发。治鼻衄血不止，鼻清涕，生疮，口禁不开。针入二分。

（七）正面部第三行
（左右凡一十穴）

1．阳白：二穴在眉上一寸，直目瞳子，足少阳、阳维之会。治头目痛，目眵，背膄寒栗，重衣不得温。可灸三壮，针入二分。

2．承泣：二穴在目下七分，直目瞳子陷中，跻脉、任脉、足阳明之会。治口眼㖞斜，目瞤，面叶叶动牵口眼，目视䀮䀮，冷泪，眼眦赤痛。禁不宜针，针之令人目乌色。可灸三壮，炷如大麦。忌如常法。

3．四白：二穴在目下一寸，足阳明脉气所发。治头痛目眩，眼生白翳，微风目瞤动不息。可灸七壮，针入三分。凡用针，稳审方得下针。若针深，即令人目乌色。

4.地仓:二穴侠口吻傍四分外,如近下有脉微微动,跻脉、手阳明之交会。若久患风,其脉亦有不动者。治偏风口㖞,目不得闭,失喑不语,饮食不收,水浆漏落,眼瞤动不止,病左治右,病右治左。针入三分,留五呼,得气即泻。灸亦得,日可灸二七壮,重者七七壮。其艾作炷,大小状如粗钗脚大。灸炷若大,口转㖞却,灸承浆七七壮即愈。慎猪、鱼、热面、房劳等。

5．大迎：二穴在曲颔前一寸二分，骨陷中动脉，又以口下当两肩，足阳明脉气所发。治寒热颈痛，瘰疬口㖞，齿龋痛，数欠气，风痉口噤，牙疼，颊颔肿，恶寒，舌强不能言。针入三分，留七呼，可灸三壮。

今附：风瘫面浮肿，目不得闭，唇吻瞤动不止，当针之顿愈。

（八）正面部第四行（左右凡八穴）

1. 本神：二穴在曲差傍一寸五分，一曰直耳上入发际四分，足少阳、阳维之会。治目眩，颈项强急痛，胸胁相引不得转侧，癫疾，呕吐涎沫。针入三分，可灸七壮。

2. 丝竹空：二穴，一名目髎。在眉后陷中，足少阳脉气所发。禁不可灸，不幸使人目小，又令人目无所见。治目眩，头痛目赤，视物䀮䀮，风痫，目戴上不识人，眼睫毛倒，发狂吐涎沫，发即无时。针入三分，留三呼，宜泻不宜补。

3. 瞳子髎：二穴在目外眦五分，手太阳、手足少阳之会，治青盲无所见，远视䀮䀮，目中肤翳白膜，头痛，目外眦赤痛。可灸三壮，针入三分。

4. 颧髎：二穴在面烦骨下廉，锐骨端陷中，手少阳、太阳之会。治口㖞面赤，目黄，眼瞤动不止，颇肿齿痛。针入二分。

（九）侧面部（左右凡一十六穴）

1. 头维：二穴在额角入发际，本神傍一寸五分，足少阳、阳明脉之交会。治头偏痛，目视物不明。今附：治微风眼睑瞤动不止，风泪出。针入三分，禁不可灸。

2. 客主人：二穴，一名上关。在耳前，起骨上廉，开口有空，动脉宛宛中，足阳明、少阳之会。治唇吻强，耳聋，瘈疭，口沫出，目眩，牙车不开，口噤，嚼食鸣，偏风，口眼㖞斜，耳中状如蝉声。可灸七壮，艾炷不用大，箸头作炷。若针必须侧卧，张口取之乃得，禁不可针深。问曰：何以不得针深？岐伯曰：上关若刺深，令人欠而不得故，下关不得久留，针即故而不得欠，牙关急。是故上关不得刺深，下关不得久留针也。

3. 下关：二穴在客主人下，耳前动脉下廉，合口有空，开口即闭，足阳明、少阳之会。疗聤耳有脓汁出，偏风口目㖞，牙关脱臼。其穴侧卧，闭口取之，针入四分，得气即泻，禁不可灸。牙断肿处，张口以三棱针出脓血，多含盐汤即不畏风，慎如前法。

4. 禾髎：二穴在耳前锐发下横动脉，手少阳脉气所发。治牙车引急头重痛，耳中嘈嘈，颔颊肿。针入七分，可灸三壮。

5. 听会：二穴在耳前陷中，上关下一寸，动脉宛宛中，张口得之，足少阳脉气所发。治耳聋，耳中状如蝉声，通耳食，牙车脱臼相离一二寸。其穴侧卧张口取之，针入七分，留三呼，得气即泻，不须补。灸亦良，日可灸五壮至二七壮止，十日后依前报灸之即愈。忌食动风、生冷、猪、鱼物等。

6. 耳门：二穴在耳前起肉，当耳缺者。治耳有脓汁出，生疮，䏔都礼切，耳聤，耳鸣，耳如蝉声，重听无所闻，齿齲。针入三分，留三呼，可灸三壮。

7. 听宫：二穴在耳中珠子大如赤小豆，手足少阳、太阳三脉之会。治耳聋如物填塞无所闻，耳中嘈嘈，心腹满，臂痛，失声。针入三分，可灸三壮。

8. 颊车：二穴在耳下曲颊端陷中，足阳明脉气所发。治牙关不开，口噤不语，失喑，牙车疼痛，颔颊肿，颈强不得回顾。其穴侧卧开口取之，针入四分，得气即泻。灸亦良，日可灸七壮，至七七壮止，炷如大麦，慎如常法。

十一、肩髆背腧各部各经穴主治病症

（一）肩髆部（左右凡三十六穴）

1．肩井：二穴在肩上陷，缺盆上，大骨前一寸半，以三指按取之，当中指下陷中者是。一名髆井，手足少阳、阳维之会。治五劳七伤，颈项不得回顾背髆间，两手不得向头，或因扑伤腰髋疼，脚气上攻。《甲乙经》云：只可针入五分，此髆井足阳明之会，乃连入五脏气。若刺深，则令人闷到不识人。即速须三里下气，先补不泻，须臾平复如故。凡针肩井，皆以三里下其气。若妇人堕胎后，手足厥逆，针肩井立愈。若灸更胜针，可灸七壮。

2．天髎：二穴在肩缺盆中，上毖骨之际陷中央，手少阳、阳维之会。治肩肘痛引颈项急，寒热，缺盆中痛，汗不出，胸中烦满。针入八分，可灸三壮。

3．巨骨：二穴在肩端，上行两叉骨间陷中，手阳明、跻脉之会。治背髆痛，胸中有瘀血，肩臂不得屈伸而痛。灸五壮，针入一寸。

4．臑会：二穴，一名臑髎。骨肩前廉，去肩头三寸，手阳明之络。治项瘿气瘤，臂痛不能举，气肿痓痛。针入七分，留十呼，得气即泻，可灸七壮。

5. 肩髃：二穴在肩端两骨间，陷者宛宛中，举臂取之，手阳明、跻脉之会。疗偏风，半身不遂，热风瘾疹，手臂挛急，捉物不得，挽弓不开，臂细无力，筋骨酸疼。可灸七壮至二七壮，以差为度。若灸偏风不遂，七七壮止，不宜多灸，恐手臂细。若风病筋骨无力，久不差，当灸，不畏细也。刺即泄肩臂热气。唐库狄钦若患风痹，手臂不得伸引，诸医莫能愈。甄权针肩髃二穴，令将弓箭向垛射之，如故。

6. 肩髎：二穴在肩端臑上陷中，举臂取之。治肩重不可举臂肘。可灸三壮，针入七分。

7. 肩贞：二穴在肩曲胛下两骨解间，肩髃后陷中。治风痹，手臂不举，肩中热痛。针入五分。

8. 臑腧：二穴在肩髎后，大骨下、胛上廉陷中，手足太阳、阳维、跻脉之会。治寒热，肩肿引胛中痛，臂酸无力。针入八分，可灸三壮。

9. 天宗：二穴在秉风后，大骨下陷中，手太阳脉气所发。治肩胛痛，臂肘外后廉痛，颊颔肿。可灸三壮，针入五分，留六呼。

10. 秉风：二穴在肩上小髃后，举臂有空，手太阳、阳明、手足少阳之会。治肩痛不能举。可灸五壮，针入五分。

11. 曲垣：二穴在肩中央曲胛陷中，按之应手痛。治肩痛，周痹，气注，肩髆拘急疼闷。可灸三壮，针入五分。

12. 肩外腧：二穴在肩胛上廉，去脊三寸陷中。

治肩胛痛热而寒至肘。可灸三壮，针入六分。

13. 肩中腧：二穴在肩胛内廉，去脊二寸陷中。治寒热，目视不明，咳嗽上气唾血。针入三分，留七呼，可灸十壮。

（二）背腧部中行

（凡一十三穴）

1. 大顀：一穴，一本作椎。今从页作顀，余皆仿此。在第一椎上陷中，手足三阳、督脉之会。疗五劳七伤，温疟痎疟，气疰，背髆拘急，颈项强不得回顾，风劳，食气。针入五分，留三呼，泻五吸。若灸以年为壮。《甲乙经》云：大椎下至尾骶骨，二十一椎，长三尺，折量取腧穴。凡度周身孔穴，远近分寸，以男左女右，取中指内纹为一寸，《素问》云同身寸是也。又多用绳度量孔穴，绳多出缩，取穴不准。今以薄竹片点量分寸，疗病准的。

2. 陶道：一穴，在大椎节下间，俯而取之，督脉足太阳之会。治头重目瞑，洒淅寒热，脊强，汗不出。可灸五壮，针入五分。

3. 身柱：一穴，在第三椎节下间，督脉气所发。治癫疾，瘈疭，怒欲杀人，身热狂走，谵言见鬼。针入五分，灸七七壮。

4. 神道：一穴，在第五椎节下间，俯而取之，督脉气所发。治寒热头痛，进退往来，痎疟，恍惚悲愁，健忘惊悸。可灸七七壮，至百壮止。小儿风痫瘈疭，可灸七壮。

5. 灵台：一穴，在第六椎节下间，俯而取之，督脉气所发。经阙疗病法，出《素问》。

6. 至阳：一穴在第七椎节下间，俯而取之，督脉气所发。治寒热，解散，淫泺，胫酸，四肢重痛，少气难言。可灸三壮，针入五分。

7. 筋缩：一穴在第九椎节下间，俯而取之，督脉气所发。治惊痫，狂走癫疾。脊急强，目转上垂。可灸三壮，针入五分。

8. 脊中：一穴，一名神宗。在第十一椎节下间，俯而取之，督脉气所发。治风痫，癫邪，温病，积聚，下利。禁不可灸，灸则令人腰背伛偻。针入五分，得气即泻。

9. 悬枢：一穴在第十三椎节下间，伏而取之，督脉气所发。治积气上下行，水谷不化，下利，腰脊强不得屈伸，腹中留积。针入三分，可灸三壮。

10. 命门：一穴，一名属累。在第十四椎节下间，伏而取之，督脉气所发。治头痛不可忍，身热如火，汗不出，瘈疭里急，腰腹相引痛。针入五分，可灸三壮。

11. 阳关：一穴在第十六椎节下间，伏而取之。针入五分，可灸三壮。阙疗病法，出《素问》。

12. 腰腧：一穴，一名背解，一名腰柱，一名腰户。在第二十一椎节下间宛宛中。以挺伏地舒身，两手相重支额，纵四体，然后乃取得其穴。督脉气所发。治腰髋疼，腰脊强不得回转，温疟痎疟。针入八分，留三呼，泻五吸。可灸七壮至七七壮。慎房劳，举重强力。《甲乙经》云：针入二寸，留七呼，灸七七壮。

13. 长强：一穴，一名气之阴郄，督脉络别。《甲乙经》云：在脊骶端，足少阴、少阳所结会。治肠风下血，五种痔，疳蚀，下部䘌。针入三分，抽针以太痛为度。其穴趺地取之乃得。灸然不及针，日灸三十壮，至二百壮止。此痔根本是冷，慎冷食、房劳。《甲乙经》云：针入二寸，留七呼。

（三）背腧部第二行

（左右凡四十四穴）

1. 大抒：二穴在项后第一椎下，两傍相去各一寸五分陷中。《甲乙经》云足太阳、少阳之会。疗疟，颈项强不可俯仰，头痛，振寒，瘈疭，气实胁满，伤寒汗不出，脊强，喉痹，烦满，风劳气咳嗽，胸中郁郁，身热目眩。针入五分，可灸七壮。

2. 风门：二穴，一名热府。在第二椎下，两旁相去各一寸五分，督脉、足太阳之会。治伤寒，颈项强，目瞑多嚏，鼻鼽出清涕，风劳，呕逆上气，胸背痛，喘气，卧不安。针入五分，留七呼。今附：若频刺，泄诸阳热气，背永不发痈疽，可灸五壮。

3. 肺腧：二穴在第三椎下，两傍相去各一寸五分，足太阳脉气所发。治上气呕吐，支满不嗜食，汗不出，腰背强痛，寒热，喘满虚烦，口干，传尸，骨蒸劳，肺痿，咳嗽。针入三分，留七呼，得气即泻，出《甲乙》。甄权《针经》云：在第三椎下两傍，以搭手左取右，右取左，当中指末是穴。治胸中气满，背偻如龟，腰强，头目眩，令人失颜色。针入五分，留七呼，可灸一百壮。

4. 厥阴腧：二穴在第四椎下，两傍相去各一寸五分。治逆气呕吐，心痛留结，胸中烦闷。针入三分，可灸七七壮，出《山眺经》。

5. 心腧：二穴在第五椎下，两傍相去各一寸五分。治心中风，狂走，发痫，语悲泣，心胸闷乱烦满，汗不出，结积，寒热，呕吐，不下食，咳唾血。针入三分，留七呼，得气即泻，不可灸。

6. 膈腧：二穴在第七椎下，两傍相去各一寸五分。治咳而呕逆，膈胃寒痰，食饮不下，胸满，肢肿，两胁痛，腹胀，胃脘暴痛，热病汗不出，喉痹，腹中积癖，默默嗜卧，四肢怠惰不欲动，身常湿，不能食，食则心痛，周痹身皆痛。针入三分，留七呼，可灸三壮。

7. 肝腧：二穴在第九椎下，两傍相去各一寸五分。治咳引两胁急痛不得息，转侧难，撅胁下与脊相引而反折，目上视，目眩，循眉头痛，惊狂，衄衄，起则目䀮䀮，目生白翳，咳引胸中痛，寒疝，少腹痛，唾血短气。针入三分，留六呼，可灸三壮。

8. 胆腧：二穴在第十椎下，两傍相去各一寸五分。治心腹胀满，呕则食无所出，口苦舌干，咽中痛，食不下，目黄，胸胁不能转侧，头痛振寒，汗不出，腋下肿。针入五分，可灸三壮。

9．脾腧：二穴在第十一椎下，两傍相去各一寸五分。治腹胀引胸背痛，食饮倍多，身渐羸瘦，黄疸善欠，胁下满，泄利体重，四肢不收，痃癖积聚，腹痛，不嗜食，痎疟，寒热。针入三分，留七呼，灸三壮。

10．胃腧：二穴在第十二椎下，两傍相去各一寸五分。治胃中寒，腹胀不嗜食，羸瘦，肠鸣腹痛，胸胁支满，脊痛筋挛。针入三分，留七呼。可灸，随年为壮。

11．三焦腧：二穴在第十三椎下，两傍相去各一寸五分。治肠鸣腹胀，水谷不化，腹中痛，欲泄注，目眩头痛，吐逆，饮食不下，肩背拘急，腰脊强不得俯仰。针入五分，留七呼，可灸三壮。

12．肾腧：二穴在第十四椎下，两傍相去各一寸五分，与脐平。治虚劳羸瘦，耳聋，肾虚水藏久冷，心腹䐜胀，两胁满引少腹急痛，目视䀮䀮，少气溺血，小便浊出精，阴中疼，五劳七伤，虚惫，脚膝拘急，足寒如冰，头重身热，振栗，腰中四肢淫泺，洞泄食不化，身肿如水。针入三分，留七呼，可灸以年为壮，慎如前法。

13．大肠腧：二穴在第十六椎下，两傍相去各一寸五分。治腰痛，肠鸣腹胀，绕脐切痛，大小便不利，洞泄食不化，脊强不得俯仰。针入三分，留六呼，可灸三壮。慎猪、鱼、酒、面、生冷物等。

14．小肠腧：二穴在第十八椎下，两傍相去各一寸五分。治小便赤涩淋沥，少腹㽲痛，脚肿短气，不嗜食，大便脓血出，五痔疼痛，妇人带下。针入三分，留六呼，可灸三壮。

15. 膀胱腧：二穴在第十九椎下，两傍相去各一寸五分，足太阳脉气所发。治风劳，腰脊痛，泄利腹痛，小便赤涩，遗溺，阴生疮，少气，足骺寒拘急，不得屈伸，女子瘕聚，脚膝无力。针入三分，留六呼，可灸三壮。

16. 中膂腧：二穴，一名脊内腧，在第二十椎下，两傍相去各一寸五分，侠脊起肉。治肠冷赤白痢，肾虚消渴，汗不出，腰脊不得俯仰，腹胀胁痛。针入三分，留十呼，可灸三壮。

17. 白环腧：二穴在第二十一椎下，两傍相去各一寸五分，足太阳脉气所发。治腰脊挛急痛，大小便不利。《甲乙经》云：针如腰户法同，挺腹地端身，两手相重支额，纵息令皮肤俱缓，乃取其穴。针入八分，得气即先泻讫，多补之。治腰髋疼，脚膝不遂，温疟，腰脊冷疼，不得安卧，劳损虚风，不宜灸。慎房劳，不得举重物。

18. 上髎：二穴在第一空腰髁下，夹脊陷中，足太阳、少阳络。治腰膝冷痛，呕逆鼻衄，寒热疟，妇人绝嗣，阴挺出不禁。针入三分，可灸七壮。

19. 次髎：二穴在第二空，夹脊陷中。治疝气下坠，腰脊痛不得转摇，急引阴器痛不可忍，腰以下至足不仁，背膝寒，小便赤淋，心下坚胀。可灸七壮，针入三分。

20. 中髎：二穴在第三空，夹脊陷中，厥阴、少阳所结。治丈夫五劳七伤六极，腰痛大便难，腹胀下利，小便淋涩，飧泄，妇人绝子带下，月事不调。针入二分，留十呼，可灸三壮。

21. 下髎：二穴在第四空，夹脊陷中，足太阳、厥阴所结。治腰痛不得转侧，女子下苍汁不禁，阴中痛，引少腹急疼，大便下血，寒湿内伤。针入二分，留十呼，可灸三壮。

22. 会阳：二穴，一名利机。在阴尾骨两傍，督脉气所发。治腹中冷气，泄利不止，久痔，阳气虚乏，阴汗湿。针入八分，可灸五壮。

（四）背腧部第三行

（左右凡二十八穴）

1. 附分：二穴在第二椎下，附项内廉，两傍相去各三寸，手足太阳之会，正坐取之。治肩背拘急，风冷客于腠理，颈项强痛不得回顾，风劳，臂肘不仁。可灸五壮，针入三分。

2. 魄户：二穴在第三椎下，两傍相去各三寸，正坐取之，足太阳脉气所发。治背髆痛，咳逆上气，呕吐烦满，虚劳肺痿，五尸走疰，项强不得回顾。针入五分，得气即泻，又宜久留针。灸亦得，日可灸七壮，至百壮止。忌猪、鱼、酒、面、生冷物等。

3. 膏肓腧：二穴在第四椎下，两傍相去各三寸。主无所不疗，羸瘦虚损，梦中失精，上气咳逆，发狂健忘。又取穴之法：令人正坐曲脊，伸两手，以臂著膝前，令正直，手大指与膝头齐，以物支肘，勿令臂得动摇也。从胛骨上角，摸索至骨下头，其间当有四肋三间，灸中间。从胛骨之里，去胛容侧指许，摩胎去表肋间空处按之，自觉牵引于肩中，灸两胛中一处，至百壮，多至三百壮，当觉下咙咙然流水之状，亦当有所下出。若得痰，疾则无所不下也。如病人已因不能正坐，当令侧卧，挽上臂令前，取穴灸之。又以右手从左肩上住，指头所不及者，是穴也，左取亦然，乃以前法灸之。若不能久坐，当伸两臂，令人挽两胛骨使相离。不尔，即胛角覆其空，灸之无验。此灸讫后，令人阳气康盛，当消息以自补养。论曰：昔在和缓不救晋候之疾，其在膏之上，肓之下，针药不能，即此穴是也。人不能求得此穴，所以宿病难遣，若能用心，此方便求得。灸之无疾不愈，出《千金》、《外台》。

4. 神堂：二穴在第五椎下两傍相去各三寸，正坐取之，足太阳脉气所发。治肩痛，胸腹满，洒淅寒热，背脊强急。可灸五壮，针入三分。

5. 譩譆：二穴在肩髆内廉，侠第六椎下，两傍相去各三寸，正坐取之，足太阳脉气所发。以手痛按之，病者言譩譆，针入六分，留三呼，泻五吸。治腋拘挛，暴脉急引胁痛，热病汗不出，温疟，肩背痛，目眩鼻衄，喘逆腹胀，肩髆内廉痛不得俯仰。可灸二七壮，至百壮至。忌苋菜、白酒物等。

6. 膈关：二穴在第七椎下，两傍相去各三寸陷中，正坐取之，足太阳脉气所发。治背痛恶寒，脊强俯仰难，食饮不下，呕哕多涎唾，胸中噎闷。可灸五壮，针入五分。

7．魂门：二穴在第九椎下，两傍相去各三寸陷中，正坐取之，足太阳脉气所发。治食饮不下，腹中雷鸣，大便不节，小便赤黄。可灸三壮，针入五分。

8．阳纲：二穴在第十椎下，两傍相去各三寸陷中，正坐取之，足太阳脉气所发。治腹满膜胀，大便泄利，小便赤涩，身热目黄。可灸三壮，针入五分。

9．意舍：二穴在第十一椎下，两傍相去各三寸陷中，正坐取之，足太阳脉气所发。治腹满虚胀，大便滑泄，背痛恶风寒，食饮不下，呕吐不止，消渴，目黄。可灸五十壮至一百壮，针入五分。

10．胃仓：二穴在第十二椎下，两傍相去各三寸，足太阳脉气所发。治腹内虚胀，水肿，食饮不下，恶寒，背脊不得俯仰。可灸五七壮，针入五分。

11．肓门：二穴在第十三椎下，两傍相去各三寸叉肋间。异经云：与鸠尾相直，治心下肓大坚，妇人乳有余疾。可灸三十壮，针入五分。

12．志室：二穴在第十四椎下，两傍相去各三寸陷中，足太阳脉气所发。治腰脊强痛，食饮不消，腹中坚急，阴痛，下肿，失精，小便淋沥。针入五分，灸三壮。

13．胞肓：二穴在第十九椎下，两傍相去各三寸陷中，伏而取之，足太阳脉气所发。治腰痛，恶寒，少腹坚急，癃闭下重，不得小便涩痛，腰背卒痛。可灸五七壮，针入五分。

14. 秩边：二穴在第二十椎下，两傍相去各三寸陷中，伏而取之，足太阳脉气所发。治腰痛不能俯仰，小便赤涩，腰尻重不能举，五痔发肿。针入五分，可灸三壮，慎如前法。

十二、侧颈项膺腧侧腋各部各经穴主治病症

（一）侧颈项部（左右凡一十八穴）

1. 天容：二穴在耳下曲颊后，手太阳脉气所发。治喉痹寒热，咽中如鲠。针入一寸，可灸三壮。

2. 天牖：二穴在颈筋缺盆上，天容后，天柱前，完骨下，发际上，手少阳脉气所发。治头风面肿，项强不得回顾，针入一寸，留七呼，不宜补之，亦不宜灸。若灸之，面肿眼合。先取谚譆，后针天牖、风池，其病即差。若不先针谚譆，即难瘳其疾也。

3. 天窗：二穴，一名窗笼。在颈大筋前，曲颊下，扶突后动脉应手陷中，手太阳脉气所发。治耳鸣，聋无所闻，颊肿，喉中痛，暴喑不能言，肩痛引项不得回顾。可灸三壮，针入三分。

4. 天鼎：二穴在颈缺盆直扶突后一寸，手阳明脉气所发。治暴喑气哽，喉痹咽肿，不得息，饮食不下，喉中鸣。可灸三壮，针入三分。

5. 扶突：二穴，一名水穴。在人迎后一寸五分，手阳明脉气所发。治咳多唾，上气，咽引喘息，喉中如水鸡鸣。可灸三壮，针入三分。

6. 缺盆：二穴，一名天盖。在肩下横骨陷中。治寒热，瘰疬，缺盆中肿，外溃则生，胸中热满，腹大水气，缺盆中痛，汗出喉痹，咳嗽。可灸三壮，针入三分，不直刺，太深使人逆息也。

7. 人迎：二穴，一名五会。在颈大脉动脉应手，侠结喉傍，仰而取之，以候五脏气，足阳明脉所发。禁不可灸，灸之不幸伤人。治吐逆霍乱，胸满，喘呼不得息，项气闷肿，食不下。针入四分。

8. 水突：二穴在颈大筋前直人迎下，气舍上，一名水门，足阳明脉气所发。治咳逆上气，咽喉痈肿，呼吸短气，喘息不得。针入三分，可灸三壮。

9. 气舍：二穴在颈直人迎，侠天突陷中，足阳明脉气所发。治咳逆上气，瘤瘿喉痹，咽肿，颈项强不得回顾。针入三分，可灸三壮。

（二）膺腧部中行

（凡七穴）

1. 天突：一穴，在结喉下一寸宛宛中，阴维、任脉之会。针入五分，留三呼，得气即泻。治咳嗽上气，胸中气噎，喉中状如水鸡声，肺痈咯唾脓血，气咽干，舌下急，喉中生疮，不得下食。灸亦得，即不及针。其下针直，横下不得，低手即五脏之气伤人。慎如前法，忌辛酸物等。

2. 璇玑：一穴，在天突下一寸陷中，仰头取之，任脉气所发。治胸皮满痛，喉痹咽肿，水浆不下。可灸五壮，针入三分。

3. 华盖：一穴，在璇玑下一寸陷中，仰头取之，任脉气所发。治胸胁支满，痛引胸中，咳逆上气，喘不能言。可灸五壮，针入三分。

4. 紫宫：一穴在华盖下一寸六分陷中，仰头取之，任脉气所发。治胸胁支满，胸膺骨疼，饮食不下，呕逆上气，烦心。可灸五壮，针入三分。

5. 玉堂：一穴在紫宫下一寸六分陷中，一名玉英，任脉气所发。治胸满不得喘息，胸膺骨疼，呕吐寒痰，上气，烦心。可灸五壮，针入三分。

6. 膻中：一穴，一作亶，一名元儿。在玉堂下一寸六分，直两乳间陷中，仰卧取之，任脉气所发。治肺气咳嗽上喘，唾脓，不得下食，胸中如塞。可灸七七壮。今附：疗膈气，呕吐涎沫，妇人乳汁少。其穴禁不可针，不幸令人夭折。慎猪、鱼、酒、面物等。

7. 中庭：一穴在膻中下一寸六分陷中，任脉气所发。治胸胁支满，噎塞，食饮不下，呕吐食还出。可灸五壮，针入三分。

（三）膺腧部第二行

（左右凡一十二穴）

1. 腧府：二穴在巨骨下，璇玑傍各二寸陷中，仰而取之，足少阴脉气所发。治咳逆上喘，呕吐胸满，不得饮食。可灸五壮，针入三分。

2. 彧中：二穴在腧府下一寸六分陷中，仰而取之，足少阴脉气所发。治胸胁支满，咳逆喘不能食饮。针入四分，可灸五壮。

3. 神藏：二穴在或中下一寸六分陷中，仰而取之，足少阴脉气所发。治胸胁支满，咳逆喘不得息，呕吐胸满不嗜食。可灸五壮，针入三分。

4. 灵墟：二穴在神藏下一寸六分陷中，仰而取之，足少阴脉气所发。治胸胁支满，痛引胸不得息，咳逆呕吐，胸满不嗜食。针入三分，可灸五壮。

5. 神封：二穴在灵墟下一寸六分，仰而取之，足少阴脉气所发。治胸满不得息，咳逆，乳痈，洒淅恶寒。可灸五壮，针入三分。

6. 步郎：二穴在神封下一寸六分陷中，仰而取之，足少阴脉气所发。治胸胁支满，鼻塞不通，呼吸少气，喘息，不得举臂。针入三分，可灸五壮。

（四）膺腧部第三行（左右凡一十二穴）

1. 气户：二穴在巨骨下，腧府两傍各二寸陷中，仰而取之，足阳明脉气所发。治胸胁支满，喘逆上气，胸背急不得息，不知食味。针入三分，可灸五壮。

2. 库房：二穴在气户下一寸六分陷中，仰而取之，足阳明脉气所发。治胸胁支满，咳逆上气，多唾浊沫脓血。可灸五壮，针入三分。

3. 屋翳：二穴在库房下一寸六分陷中，仰而取之，足阳明脉气所发。治咳逆上气，呼吸多唾浊沫脓血，身体肿，皮肤痛不可近衣，淫泺，瘈疭，不仁。可灸五壮，针入三分。

4．膺窗：二穴在屋翳下一寸六分，足阳明脉气所发。治胸满短气，唇肿，乳痈，寒热，卧不安。可灸五壮，针入四分。

5．乳中：二穴当乳，是足阳明脉气所发。禁不可灸，灸不幸生蚀疮，疮中有清汁脓血可治；疮中有瘜肉若蚀疮者死。微刺三分。

6．乳根：二穴在乳下一寸六分陷中，仰而取之，足阳明脉气所发。治胸下满痛，臂肿，乳痈，凄惨寒，痛不可按抑。可灸五壮，针入三分。

（五）膺腧部第四行

（左右凡一十二穴）

1．云门：二穴在巨骨下，侠气户傍各二寸陷中，动脉应手，太阴脉气所发。治喉痹，胸中烦满，气上冲心，咳喘不得息，胸胁短气，肩痛不得举臂。《甲乙经》云：可灸五壮，针入三分，刺深使人气逆，故不宜深刺。

2．中府：二穴肺之募，一名膺中腧。在云门下一寸，乳上三肋间，动脉应手，足太阴之会。治肺系急，胸中痛悚悚，胆热，呕逆上气，咳唾浊涕，肩背痛风，汗出腹胀，食不下，喉痹，肩息，肤骨痛，寒热。针入三分，留五呼，可灸五壮。

3．周荣：二穴在中府下一寸六分陷中，仰而取之，足太阴脉气所发。治胸胁支满，不得俯仰，饮食不下，咳唾稠脓，针入四分。

4．胸乡：二穴在周荣下一寸六分陷中，仰而取之，足太阴脉气所发。治胸胁支满，引胸背痛，卧不得转侧。针入四分，可灸五壮。

5．天溪：二穴在胸乡下一寸六分陷中，仰而取之，足太阴脉气所发。治胸中满痛，乳肿贲膺，咳逆上气，喉中作声。针入四分，可灸五壮。

6．食窦：二穴在天溪下一寸六分，举臂取之，足太阴脉气所发。治胸胁支满，膈间雷鸣，滀陆滀陆，常有小声。针入四分，可灸五壮。

（六）侧腋部（左右凡八穴）

1．渊腋：二穴在腋下三寸宛宛中，举臂得之。治胸满无力，臂不举。禁不宜灸，灸之不幸，令人生肿蚀。马疡内溃者死，寒热生，马疡可治，针入三分。

2．辄筋：二穴在腋下三寸，复前一寸着胁，足少阳脉气所发。治胸中暴满，不得卧喘息也。可灸三壮，针入六分。

3．大包：二穴在渊腋下三寸，脾之大络，布胸胁中，出九肋间。治腹有大气，气不得息，胸胁中痛，内实则其身尽寒，虚则百节皆纵。可灸三壮，针入三分。

4．天池：二穴在乳后一寸，腋下三寸，着胁直腋撅肋间。一名天会，手心主、足少阳脉之会。治寒热，胸膈烦满，头痛，四肢不举，腋下肿，上气，胸中有声，喉中鸣。可灸三壮，针入三分。

十三、腹部及侧胁各经穴主治病症

（一）腹部中行

（凡一十五穴）

1. 鸠尾：一穴，一名尾翳，一名髑骬。在臆前蔽骨下五分。治心风惊痫发癫，不喜闻人语，心腹胀满，胸中满，咳逆数噫，喘息，喉痹咽壅，水浆不下。不可灸，灸即令人毕世少心力。此穴大难针，大好手方可此穴下针，不然取气多，不幸令人夭。针入三分，留三呼，泻五吸，肥人可倍之，忌如前法也。

2. 巨阙：一穴，心之募也。在鸠尾下一寸。鸠尾拒者少，令强一寸中人，有鸠尾拒之，任脉气所发。治心中烦满，热病，胸中痰饮，腹胀暴痛，恍惚不知人，息贲，时唾血，蛔虫心痛，蛊毒，霍乱，发狂不识人，惊悸少气。针入六分，留七呼，得气即泻。灸亦佳，可灸七壮，至七七壮止。忌猪、鱼、生冷、酒、热面物等。

3. 上脘：一穴，在巨阙下一寸，当一寸五分，去蔽骨三寸，任脉、足阳明、手太阳之会。治心中热烦，贲豚，气胀不能食，霍乱吐利，身热汗不出，三焦多涎，心风惊悸，心痛不可忍，伏梁气状如覆杯。针入八分，先补后泻之神验。如风痫热病，宜先泻后补，其疾立愈。灸亦良，日可灸二七壮至一百壮，未愈更倍之，忌如常法。

4. 中脘：一穴，一名大仓，胃之募也。在上脘下一寸，手太阳、少阳、足阳明所生，任脉之会。上纪者，上脘也。治心下胀满，伤饱食不化，霍乱，出泄不自知，心痛，温疟，伤寒，饮水过多，腹胀气喘，因读书得贲豚气上攻，伏梁心下状如覆杯，寒癖结气。针入八分，留七呼，泻五吸，疾出针。灸亦良，可灸二七壮，至一百壮止。忌猪、鱼、生冷、酒、面等物。

5. 建里：一穴，在中脘下一寸。治心下痛不欲食，呕逆上气，腹胀身肿。针入五分，留十呼，可灸五壮止。

6. 下脘：一穴，在建里下一寸，足太阴、任脉之会。治腹痛，六腑之气寒，谷不转，不嗜食，小便赤，腹坚硬，癖块，脐上厥气动，日渐羸瘦。针入八分，留三呼，泻五吸。灸亦良，可灸七七壮，至二百壮乃止。

7. 水分：一穴，在下脘下一寸，脐上一寸，任脉气之所发。治腹坚如鼓，水肿，肠鸣，胃虚胀，不嗜食，绕脐痛，冲胸不得息。针入八分，留三呼，泻五吸。若水病灸之大良，可灸七壮，至百壮止。禁不可针，针水尽即毙。

8. 神阙：一穴，一名气合，当脐中是也。治泄利不止，小儿奶利不绝，腹大，绕脐痛，水肿鼓胀，肠中鸣，状如流水声，久冷伤惫。可灸百壮，禁不可针，慎如常法。

9. 阴交：一穴，一名横户。《素问》云：在脐下一寸。任脉气所发。治脐下疞痛，寒疝引少腹痛，腰膝拘挛，腹满，女子月事不绝，带下，产后恶露不止，绕脐冷痛。针入八分，得气即泻，可灸一百壮止。

10. 气海：一穴，一名脖胦，一名下肓。在脐下一寸五分，任脉气所发。治脐下冷气上冲，心下气结成块，状如覆杯，小便赤涩，妇人月事不调，漏下崩中，因产恶露不止，绕脐疞痛。针入八分，得气即泻，泻后宜补之，可灸百壮。今附：气海者，是男子生气之海也。治藏气虚惫，真气不足，一切气疾久不差，悉皆灸之，慎如常法。

11. 石门：一穴，一名利机，一名精露。在脐下二寸，三焦之募，任脉气所发。治腹胀坚硬，支满，妇人因产恶露不止，遂结成块，崩中漏下。灸亦良，可灸二七壮，至一百壮止。妇人不可针，针终身绝子。

12. 关元：一穴，在脐下三寸，小肠之募，足太阴、少阴、厥阴三阴、任脉之会。下纪者，关元也。治脐下疞痛，小便赤涩，不觉遗溺，小便处痛，状如散火，溺血，暴疝痛，脐下结血，状如覆杯，转胞不得尿，妇人带下，瘕聚，因产恶露不止，月脉断绝，下经冷。针入八分，留三呼，泻五吸。灸亦良，可灸百壮，至三百壮止，慎如常法。

13. 中极：一穴，一名玉泉，一名气原。在关元下一寸，膀胱之募，足三阴、任脉之会。治五淋，小便赤涩，失精，脐下结如覆杯，阳气虚惫，疝瘕，水肿，贲豚抢心，甚则不得息，恍惚尸厥，妇人断绪，四度针，针即有子，故却时任针也。因产恶露不止，月事不调，血结成块。针入八分，留十呼，得气即泻，可灸百壮，至三百壮止。

14. 曲骨：一穴，在横骨之上毛际陷中，动脉应手，任脉、足厥阴之会。治少腹胀满，小便淋涩不通，㿉疝，少腹痛，妇人赤白带下，恶合。可灸七壮至七七壮，针入二分。

15. 会阴：一穴，一名屏翳。在两阴间，任脉别络，侠督脉、冲脉之会。治小便难，窍中热，皮疼痛，谷道搔痒，久痔相通者死，阴中诸病，前后相引痛，不得大小便，女子经不通，男子阴端寒冲心很很。可灸三壮。

（二）腹部第二行（左右凡二十二穴）

1. 幽门：二穴侠巨阙两傍各一寸五分，冲脉、足少阴之会。治胸中引痛，心下烦闷，逆气里急，支满，不嗜食，数咳健忘，泄利脓血，少腹胀满，呕沫吐涎，喜唾，女子心痛，逆气善吐，食不下。可灸五壮，针入五分。

2. 通谷：二穴在幽门下一寸，冲脉、足少阴之会。治失欠口㖞，食饮善呕，暴哑不能言。针入五分，可灸五壮。

3. 阴都：二穴，一名食宫。在通谷下一寸，冲脉、足少阴之会。治身寒热，疟病，心下烦满，气逆。可灸三壮，针入三分。

4. 石关：二穴在阴都下一寸，冲脉、足少阴之会。疗脊强不开，多唾，大便秘涩，妇人无子，藏有恶血上冲，腹中疠痛不可忍。可灸三壮，针入一寸。

5. 商曲：二穴在石关下一寸，冲脉、足少阴之会。治腹中积聚，肠中切痛，不嗜食。可灸五壮，针入一寸。

6. 肓腧：二穴在商曲下一寸，脐傍各五分，冲脉、足少阴之会。治大腹寒疝，大便干燥，腹中切痛。可灸五壮，针入一寸。

7. 中注：二穴在肓腧下一寸，冲脉、足少阴之会。治小腹有热，大便坚燥不利。可灸五壮，针入一寸。

8. 四满：二穴，一名髓府。在中注下一寸，冲脉、足少阴之会。治脐下积聚，疝瘕，肠澼切痛，振寒，大腹石水，妇人恶血疠痛。针入三分，可灸三壮。

9. 气穴：二穴在四满下一寸。一名胞门，一名子户，冲脉、足少阴之会。治月事不调，泄利不止，贲气上下引腰脊痛。可灸五壮，针入三分。

10. 大赫：二穴，一名阴维，一名阴关。在气穴下一寸，冲脉、足少阴之会。治男子阴器结缩，女子赤带。可灸五壮，针入三分。

11. 横骨：二穴在大赫下一寸。此穴诸经阙疗病法。《外台》云：治腹胀，小便难，阴器纵伸痛，可灸三壮。

（三）腹部第三行（左右凡二十四穴）

1. 不容：二穴在幽门两傍各一寸五分，去任脉二寸，直四肋端，足阳明脉气所发。治腹满痃癖，不嗜食，腹虚鸣，呕吐，胸背相行痛，喘咳口干，痰癖，胁下痛重肋，疝瘕。针入五分，可灸五壮。

2. 承满：二穴在不容下一寸，足阳明脉气所发。治肠鸣腹胀，上喘气逆，食饮不下，肩息，唾血。可灸五壮，针入三分。

3. 梁门：二穴在承满下一寸，足阳明脉气所发。治胁下积气，食饮不思，大肠滑泄，谷不化。可灸五壮，针入三分。

4. 关门：二穴在梁门下一寸，足阳明脉气所发。治遗溺，善满，积气肠鸣，卒痛泄利，不欲食，腹中气游走侠脐急，痰疟振寒。针入八分，可灸五壮。

5. 太乙：二穴在关门下一寸，足阳明脉气所发。治癫疾狂走，心烦吐舌。可灸五壮，针入八分。

6. 滑肉门：二穴在太乙下一寸，足阳明脉气所发。治癫疾，呕逆，吐舌。可灸五壮，针入八分。

7. 天枢：二穴，大肠之募穴，一名长溪，一名谷门。去肓腧一寸五分，夹脐傍二寸，足阳明脉气所发。疗夹脐切痛，时上冲心，烦满呕吐，霍乱，寒疟，泄利，食不化，女子月事不时，血结成块，肠鸣腹痛，不嗜食。可灸百壮，针入五分，留七呼。

8. 外陵：二穴在天枢下一寸，足阳明脉气所发。治腹中痛，心如悬，引脐腹痛。可灸五壮，针入三分。

9. 大巨：二穴在长溪下二寸，足阳明脉气所发。治少腹胀满，烦渴㿗疝，偏枯，四肢不举。可灸五壮，针入五分。

10. 水道：二穴在大巨下三寸，足阳明脉气所发。治少腹满，引阴中痛，腰背强急，膀胱有寒，三焦结热，小便不利。可灸五壮，针入二寸五分。

11. 归来：二穴在水道下二寸。治少腹贲豚，卵缩，茎中痛，妇人血藏积冷。可灸五壮，针入八分。

12. 气冲：二穴，一名气街。在归来下，鼠鼷上一寸，动脉应手宛宛中，足阳明脉气所发。治肠中大热，不得安卧，腹有逆气上攻，心腹胀满，淫泺，月水不利，身热，腹中痛，㿗疝阴肿，难乳子，上抢心痛，不得息，气冲腰痛不得俯仰，阴痿，茎中痛，两丸蹇痛不可忍。可灸七壮立愈，炷如大麦，禁不可针。

（四）腹部第四行

（左右凡一十四穴）

1. 期门：二穴，肝之募。在不容傍一寸五分，直两乳第二肋端，足太阴、厥阴、阴维之会。治胸中烦热，贲豚上下，目青而呕，霍乱泄利，腹坚硬大，喘不得安卧，胁下积气，女子产后余疾，食饮不下，胸胁支满，心中切痛，善噫。若伤寒过经不解，当针期门，使经不传。针入四分，可灸五壮。

2. 日月：二穴，胆之募。在期门下五分，足太阴、少阳、阳维之会。治太息善悲，小腹热，欲走多唾，言语不正，四肢不收。可灸五壮，针入七分。

3. 腹哀：二穴在日月下一寸五分，足太阴、阴维之会。治大便脓血，寒中，食不化，腹中痛。针入三分。

4. 大横：二穴在腹哀下三寸五分，直脐傍，足太阴、阴维之会。疗大风，逆气，多寒，善悲。可灸五壮，针入七分。

5. 腹结：二穴在大横下三分，一名肠窟。治绕脐痛，上冲抢心，腹寒泄利，咳逆。针入七分，可灸五壮。

6. 府舍：二穴在腹结下三寸，足太阴、厥阴、阴维之交会。此三脉上下三入腹，络肝脾，结心肺，从胁上至肩，此太阴郄三阴、阳明支别。治疝痛，脾中急痛，循胁上下抢心，腹满积聚，厥气，霍乱。针入七分，可灸五壮。

7. 冲门：二穴，一名慈宫。上去大横五寸，府舍下横骨两端，约中动脉，足太阴、厥阴之会。治腹寒气满，积聚疼，淫泺，阴疝，难乳子，上冲心，不得息。针入七分，可灸五壮。

（五）侧胁部（左右凡一十二穴）

1. 章门：二穴，脾之募，一名长平，一名胁髎。髎大横外，直脐季肋端。侧卧，屈上足，伸下足，举臂取之，足厥阴、少阳之会。治肠鸣盈盈然，食不化，胁痛不得卧，烦热口干，不嗜食，胸胁支满，喘息，心痛，腰不得转侧，伤饱，身黄羸瘦，贲豚，腹肿，脊强，四肢懈惰，善恐少气厥逆，肩臂不举。可灸百壮，针入六分，忌如常法。

2. 京门：二穴，肾之募，一名气腧，一名气府，在监骨下腰中，季胁本侠脊。治腰痛不得俯仰，寒热，䐜胀引背不得息，水道不利，溺黄，少腹急肿，肠鸣洞泄，髀枢引痛。可灸三壮，针入三分，留七呼。

3. 带脉：二穴在季胁下一寸八分。治妇人少腹坚痛，月脉不调，带下赤白，里急，瘈疭。可灸五壮，针入六分。

4. 五枢：二穴在带脉下三寸，一云在水道傍一寸五分。治男子寒疝，阴卵上入小腹痛。针入一寸，可灸五壮。

5. 维道：二穴在章门下五寸三分，足少阳、带脉之会。治呕逆不止，三焦不调，水肿，不嗜食。针入八分，可灸三壮。

6. 居髎：二穴在章门下八寸三分，监骨上陷中，阳跻、足少阳之会。治腰引少腹痛，肩引胸臂挛急，手臂不得举而至肩。灸三壮，针入八分。

十四、或　问

予编《秘传》竟，或有进而问者曰：诸家所言某穴主某病，某病必宜取某穴，其说确不可易乎？曰：此不过示以大概，其实治病无定穴也。大凡邪中于人，与正周流上下，或在气分，或在血分，无有定止，故喻用针正如用兵，彼动则此应，或出以奇，或守以正，无有定制。如医者不究病因，不察传变，惟守某穴主某病之说，执中无权，按谱施治，譬之狂潦泛溢，欲塞下流而获安者，亦偶然耳。夫病变无穷，针法亦无穷，病或在上而从下取之，病或在下而从上取之，或正取，或直取，审经与络，分气与血，病随经而在，穴随经而取，庶得随机应变之理。予所以选录《灵枢》、《素问》、《难经》置于卷首，使人熟读深思者，正欲人知此随机应变之理，而得圆机活法也。

或又曰：圆机活法，既得闻命矣，但学者望洋无下手处，奈何？曰：譬犹匠者教人以规矩，取方圆也。规矩之法在师，方圆之法则在弟子矣。夫圣人之于针，非经络孔穴，无以教后学。后学非经络孔穴，无以受之师。苟不知变通，徒执孔穴，所谓按图索骥，安能尽其法哉！故曰：粗守形，上守神，粗守关，上守机，机之动，不离其空，此之谓也。

或曰：今有专取奇穴治病，亦多有效，究竟是否？

曰：人身正经十二，奇经有八，大络十五，小络三百余，皆所以行气血也。圣人取穴三百六十有六，按岁之三百六十六日也，后人以为未尽，更取奇穴，是犹置闰月也。奇穴者，络穴六，经穴二。余络余经，置而不用，速求巧捷，遂悖圣经。又有六十六穴，拘于日时开合用之，犹未周备，而况拘于八穴者乎。盖八穴病在气分，则有可劫之功。若在血分，徒损元气，病何由安，正是血病而泻气也。邪在血分，则直求病之所在而取之可也。今人泥而不用，岂非可笑。

或曰：针灸宜避天忌日，何也？曰：经云：左足应立春，其日戊子己丑。左胁应春分，其日己卯。左手应立夏，其日戊辰己巳。膺喉首头应夏至，其日丙午。右手应立秋，其日戊申己未。右胁应秋分，其日辛酉。右足应立冬，其日戊戌己亥。腰尻下窍应冬至，其日壬子。六府膈下三藏应四季中州，其日戊。大禁太乙所在日（即前所云）。凡此九者，善候八正所在之处，所主左右上下身有痈肿欲治之，无以其所值之日溃治之，是谓天忌日也。

或曰：后世有子午流注之说，始于南唐何若愚。谓三焦是阳气之父，心包络是阴气之母，二经尊重，不系五行所摄，主受纳十经气血养育，故只言十经阴阳二脉，逐日各注井荥俞经合，各五时，晨毕。每日遇阳干合处，注于三焦，遇阴干合处，注于包络，此二经亦各注井荥俞经合五穴，阳干注府，阴干注藏。如甲日甲戌时，胆气初出为井，乙日乙酉时，肝出穴为井云云，其说甚长。盖谓左转从子，能外行诸阳，右转从午，能内行诸阴，其说于经亦有据乎？曰：此皆臆说。《内经》、《难经》所不载，不惟悖其经旨，而所说亦自相矛盾者多矣。彼谓阳日阳时阳经穴开，故甲子日甲戌时甲胆窍阴井开，此固然矣。丙子时属于乙丑日辰，乃阴日阳时也，而谓丙小肠前谷荥穴开，其与阳日阳时之说，合乎否乎？举此一端，其余可推类而知，其自相矛盾不待言矣。经言荣卫之气，五十度大会于手太阴。终古不改其常度。此谓阳日气先血后，阴日血先气后，其乱经旨也大矣，岂可为法于天下后世哉！

或曰：针灸家动谓各有秘法，不轻示人，信乎？曰：传世所传十四法、十六法，如青龙摆尾云云，可谓已尽之矣。舍此谓更有神秘，吾未之信也。况此等法，证之于经，则有悖于经，质之于理，则有违于理，彼以为神，我以为诡，彼以为秘，我以为妄。此编虽亦罗列诸法于前，因既为世俗之所通行，固不可不知其法。且外间所传者，往往名是而实非，予故为之考证其说，归于至当，免其以讹传讹，且可与《内》、《难》诸法，考究异同，俾能实验于针下。如果精研经旨，深明古法，则于近世之所谓秘密，虽全弃而不可用也。

或曰：诸家针科书所载，某穴针几分，留几呼，灸几壮，出于经欤否欤？曰：此多出于后世，于经并无考也。经曰：病有浮沉，刺有浅深。浅深不得，反为大贼。过之则内伤，不及则生外壅。古人治法，惟视病之浮沉，而为刺之浅深，岂以定穴分寸为拘哉！又谓某穴宜留几呼，悖理尤甚。经曰：刺实须其虚者，留针，阴气隆至（针下寒)，乃去针也。经气已至，慎守勿失。又曰：刺之而气不至，无问其数，刺之而气至，乃去之，勿复针。针各有所宜，各不同形，各任其所为。刺而之要，气至而有效，效之信，若风之吹云，明乎若见苍天。岂留呼而可为定准耶？经又云：静以久留，以气至为故，不以息之多数而便去针。是古人用针，惟以气至为期，而不以呼之多少为候。若依留呼之说，气至则可，气若不至，亦依呼数而去针，徒使破皮损肉，有何益于病哉。故曰：凡刺之害，中而不去则精泄，不中而去则致气，精泄则病甚而恇，致气则生为痈疽也。又谓某穴宜灸几壮，亦非至言，惟当视其穴俞肉之厚薄，病之轻重，而为灸之多少大小则可耳，不必守其成规。所言某穴针几分，灸几壮，谓病宜针某穴，则宜入几分，病宜灸某穴，则宜灸几壮。针则不灸，灸则不针。不知其说者，既针复灸，既灸复针，为害不浅。

或曰：《内经》明言足阳明者，五脏六腑之海也，其脉大血多气甚热壮。刺此者，不深不散，不留不泻也。足阳明刺深六分，留十呼；足太阳深五分，留七呼；足少阳深四分，留五呼；足太阴深三分，留四呼；足少阴深二分，留三呼；足厥阴深一分，留二呼。手之阴阳，其受气之道近，其气之来疾，其刺深者，皆无过二分，其留皆无过一呼，灸之亦然。灸而过此者，得恶火则骨枯脉涩；刺而过此者，则脱气，此皆古法也。如先生所说，则经中所论，并皆非欤？曰：此古人特论其理之常如此耳。凡用刺法，自有所宜，初不必以是为拘也。经曰：邪气在上，浊气在中，清气在下。故针陷脉则邪气出，针中脉则浊气出。针太深则邪气反沉而病益。又曰：少长小大肥瘦，以心撩之。又曰：其可为度量者，不甚脱肉，而血气不衰也。若夫瘠瘦而形肉脱者，恶可以度量刺乎？审切循扪按，视其寒温盛衰而调之，是谓因适而为之真者是也。

或曰：近世针法，刺左边之穴，将针右捻而气上行，将针左捻而气下行，刺右边则反之。欲补先呼后吸，欲泻先吸后呼，其法亦可师欤？曰：经络周于人身，无有左右上下之别。今针左右不同如此，将谓左之经络，与右之上下两不相同耶？经曰：刺不知经络之往来，血气之流行，不足以为工。此亦可谓不知经络之往来矣。

或问近世补泻之法，男用大指进前左转，呼之为补，退后右转，吸之为泻，提针为热，插针为寒；女用大指退后右转，吸之为补，进前左转，呼之为泻，插针为热，提针为寒，午前如此，午后反之。其法是耶非耶？曰：经云：冬至四十五日，阳气微上，阴气微下；夏至四十五日，阴气微上，阳气微下。此论一年阴阳之升降也，即此一日阴阳之升降，午前阳升阴降，午后阴升阳降，无分于男女也。考之《内》、《难》，男女脏腑经络穴俞血气昼夜周流，无不同。今言午前午后，男女补泻颠倒错乱如此，悖经旨也甚矣。故曰：诊不知阴阳逆从之理，此治之一失也。又曰：刺实须其虚者，针下寒也；刺虚须其实者，针下热也。曰寒曰热，以针下为候，何尝以提按而分男与女哉！

十五、针验摘录

（一）头　风

袁总统身体素来甚好，其思想与记忆力亦远过常人。冬日不怕寒，头更不畏冷，在小站练兵时，于溯风凛烈之中，常光头出外。初不以为意，后因受风过久，时觉头痛，一遇思想太过即发。民国初年，遇有不如意事更甚，但不过数日即瘥。三年之春，因某项事逆意，而痛增剧至三十余日不愈。南通张季直先生电保石屏先师，力言可愈此疾。得京电复时，适慎庵在沪，师嘱随行。其病系前后脑痛，第一日针百会，第二日针风池、风府，皆以泄风泄热为主。每一针刺入，袁即感觉脑中发有大声冲墙倒壁而出，再针如服巴豆、大黄直扶肠胃而下。师曰：此即风散热降之象，应手而愈。袁总统称奇不置，厚谢而归。

（二）阳　痿

南通张涩老，中年即痿而不兴，其时尚未生子。病原由于幼年用脑过度，可见性与脑最有关系，不尽由于性病也。耳石屏师名，情托请治。其时石屏师为富安场盐大使，情不可却。为针肾俞、关元、气海、中极数穴，即日见效。后每觉疲劳时，必延往治。石屏师罢官后，常驻于通，皆涩老为东道主也。一次随师往，见其仅针关元一穴。因询一针足乎？师曰：此补精而活其气，不宜太过，过之则兴奋，过甚反于年老阳强阴弱之体不宜。予亦承赐一联（能以金针引痾起　曾从黄石受书来），并长跋于侧，今尚什袭藏之耳。

（三）中　风

戊辰之秋，张盛全病中风不语。在中西医束手之时，余为之针百会一穴而苏，其时人皆以余为善治中风。其实中国之针，何病不可治。己巳春，栟城曹幼珊先生，忽中风而神昏不语，由张盛全急邀余往，脉已停止，两目紧闭，呼之不应。询其家人知病发仅一小时，数日前已觉口眼歪斜。此乃实症，不可误认为虚，乃为针肩井、三里等处，其脉立出，口已能言。询其本人，则云四肢麻甚。余复针头之风府，足之涌泉，三日即能起坐。复刺口角之地仓而口正，刺目眦之睛明而眼不斜，七日即康复如常。八年来体健身轻，虽七十有一，视之如五十许人也。曾以“神针寿我”四字为赠。

（四）臂　痛

臂痛不能举，在医理上缘因甚多，虚实寒热皆可使其病也。初起人不留意，后至半身不遂，全体不用，大病造成，治之已迟，此星星之火可以燎原也。褚德彝先生之夫人，臂痛经年，中西杂治，百药无灵，最后就诊于余。其右手不能平肩，日夜痠楚无宁息，断为肺络之痰阻滞血脉。为针曲池、合谷，应手而瘥。是以褚先生赠联（疢石名言徵吕览　针俞神术阐仓公），有一针而愈之跋，所以纪实也。

（五）手　麻

吴兴陆连奎先生体健无疾，惟左手常麻，曾经中西杂治而不效，皆云防作风疾。前年其夫人因患偏头风痛为余治愈。而信金针必可疗斯疾，针手三里即愈。是以本书序文中曾道及也。凡手足微麻，人都不在意，而不知风症之初多有此类现状。如不即早图之，引起他症以至不救者甚多，如脑充血、脑裂、心脏病等。在中医医理上追本穷源，皆中风一症之分门别类也。

（六）盲肠炎

庚午冬，余受苏州朱姓之请，频行有竺氏者来延治盲肠炎，有急不待缓之势。而朱姓之中风又不能略迟，不得已允以当夜归来。夜返申时，在站为其迎往。病人年三十许，服务于沪宁铁路。道其家人曾患盲肠炎剖腹而死。其父羲庵先生年七十有八，见其子病而焦灼，惶急之象，溢于言表。病象在右少腹奇痛，右足不能伸。予只针归来、三里、气海数穴，其痛立时即止，足亦能直。三次后即行走如常，来寓就诊，五日其病如失。羲庵先生仁和旺族，善绘事而能诗。因其子鹿奇先生之疾，即写竹屏四幅，中有一诗，“横截风烟竹两竿，黄山白岳出群看，金针度尽人间厄，太乙真传不用丹”之句，乃见其子大病之愈出乎意外，极其高兴，故诗画皆生气勃勃也。

（七）中　风

师君兰亭老而健，某年来沪，寓于浦应仙家。夜半睡醒，忽口眼歪斜，语言难出而半身肢体同时麻痹。延西医王某治之，谓此病西法并无专药。如延余诊，当有效。师仍游疑，复请某国医博士，多方疗治，犹不见轻，乃请余治。予谓病在少阴，痱症也。为针气海、环跳、肾俞等穴。顷刻之间，麻痹半身即能自行转侧，十日即完全告愈。某西医闻之曰奇矣。师君时已六十有三，次年又生一子。

（八）肠　澼

书家颜二民患肠澼十余年，其苦万状，中西医治终未能愈。乙丑余由陕军谢职归，遇于邗上，殷殷求治。为针手阳明数穴，以泻其热而通其壅，数日而愈。颜书一联（铁骑威边徼　金针度世人）以志感谢。肠澼之症，虚实并有，颜乃实，故效速。如属虚症，则养阴补脾，清胃固脱，缺一不可。甚矣，同一用针，同一治病，而其难易相差如此。是故学针易，识症难也。

（九）脚面毒瘀

甲戌春，往上海某医院，为某姓治第四期梅毒入络。因其心脏衰弱，该院无法疗治，而由某君求余针之，是以间日必一往。一日闻女病室中，有北方口音之女子，嘤嘤作泣。余问故，某君谓此是警局董队长之妻，今将锯腿，是以悲泣。询其病状，则云脚面红肿而痛，已住院六月不瘥。某君怂恿予为之设法，余怜此妇如无足几等于死，即往详询病情，始知由郁热而兼外感，邪留经络，中西杂治，药石乱投。断以温补之剂，邪不能出，下注于足，以致红肿大痛，气上冲心，日夜不安，寝食俱废者数月。余谓此病无需锯腿，可用别法以救之。而该院之某医，谓君能愈此病乎？余云中西医皆能愈，独君不识此症耳。先以提毒散瘀外治之法，即在委中放毒血盈升，针三里、悬钟、三阴交等穴，次日即安，十日大愈。节至中天，惠我角黍金丸，夫妻同来，叩谢再生之恩也。

（十）肩背痛

叶氏媪，六十又三，患肩背痛，由颈循督脉而下七八寸，转侧不能，因此两臂亦痛不能举，日夜呼号，惨不忍闻。诊其脉沉迟，舌绛滑。《灵枢》云气胜有余肩背痛，适在督脉之上，肺实可知。先泻其肺俞，当夜即能安睡，再针肩井、肩髃、曲池而愈。

（十一）胸　痛

朱右，年四十二，体素弱，中脘常隐隐作痛已十余年，时发时愈。近月连痛不已，甚且至于昏厥。初以手按之，痛可暂止，继则拒按，似觉有一气块由下而上，如至鸠尾处则大痛，再至咽间则厥矣。脉大而数，舌黄黑且垢腻，断为浊阴之气结于胃脘不散。为针中脘、三里而痛渐止，再刺关元、照海，即下黑色如栗之矢若干粒而愈。

（十二）子 宫 岩

老友解梅生兄之夫人，少腹中硬痛拒按，某西医谓为子宫生岩。一再检验，确定无疑，舍解剖之外更无生理，以此病商之余。余谓子宫岩乃新病名，其实乃气血所凝，到处皆可成岩，不独子宫，宜以气化之。为针气海、肾俞诸穴，当日痛止，更数日而块消。凡有形之病，皆宜设法消散为上策，实在不能消散，再设他法以解之。去块之法甚多，有急治，有缓治，病实无妨用猛剂以攻之，病虚亦有助其中气，使其辅正祛邪，亦可渐收大效。

（十三）肾不纳气

南海莫君敏庄，侨居燕北有年，平生喜藏金石，是以搜罗甚富。庚午以臂痛不举，向余求治。见其行动即喘，脉大而空，两尺尤少力，入夜则口渴咽干，小溲频数。余告以君之本病，乃肾气不能收纳，其臂痛不举，乃标症也。如不根本治之，花甲之年，岂有肾虚而能延寿者。即针肾俞、关元等穴，并书专门补敛肾气之方为丸治之。二月之后，本标各病全愈。莫君以其收藏之历代帝王玉玺印成四屏，并跋予为治病经过以留纪念云。

（十四）臂　痛

宋子良先生患左臂痛，连带至手，延至三年，百方医治而无效。后由某外医为之解剖，先后六次，痛势仍不少减，且不能确指此症究属何病。最后延余治之，身强体壮，一望而知为康健之体，脉亦坚实，饮食起居，无一不好。惟右手掌背之肌肉瘦削异常，仅余皮骨，以虎口萎缩尤甚。多处穴道，无法下针，只好先针曲池，去针以后，云甚松快。次日告余曰：往日多为痛醒，今晨居然醒而不痛。计针三日，痛势全愈。惜合谷一穴，因肌肉缩尽，仅余上下二层皮，无受针之余地。盖解剖之术只能施之于有形，可以割而弃之。若经络之气为邪所伤，无形无影，于此而加以剖割，此在高明之西医或可优为之，而在中医之治法中，则殊不能赞一词也。

（十五）心　　痒

丙寅春，余来游沪，时下榻同益公。其司账何绍全，邗人也，素有心痒病，闻余至，欣然向予求治。自述病起于八年前，初觉痒时，异常难受，百治不效。后为痒所逼，狂奔多时，居然痒止。起初二三月一发，后即愈来愈勤，现在一日一夜之中亦屡发不止。虽严冬亦不暇着衣，痒发时，非速奔不快。予谓此乃心气郁结，血液过腻所致。狂奔则结气解散，血亦转清，此所以有效也。为针肺经云门，心包络天池、内关各穴，专用泻气散血之法。二次以后，痒不复发，此亦奇疾之一也。

（十六）腰　　痛

甘镜先律师，留欧美有年，饮食起居皆有西洋化，以致遇有疾病，亦无不用外医。一日其夫人病腰痛不能辗转，注射电疗诸法无不用尽，终归无效。余素与甘友善，甘乃询以斯疾足下金针能愈否。余答金针无病不治，何况区区腰痛。乃刺肾俞，一补而瘥，镜先以神术目之。夫腰痛之起因甚多，虚实寒热皆有，须看准病原，自然发无虚射。甘夫人乃肾虚腰痛，如认为实症，用力去邪，殆矣。如孙东吴俞逸芬诸子，皆患此病，无不病随针去，而针法亦各不同。盖皆按照各人病原针之，不是千篇一律也。

（十七）膈　食

姚守仁先生之夫人，肝木不和，体又素弱，于归十载，未经生育，以此肝脾之病影响于胃，发生膈症。三年来不能进粒米，仅以流汁度其生命，咽中如有物窒塞，腹虽觉饥而不能下咽，夜来必有潮热，经亦不调而多带。细思非舒肝和脾，不能开其生机，徒治胃病，如以石投水。乃先刺期门，再针膈俞、白环俞、中脘、中极等穴，食欲大增，并能经调带止。今年已育麟儿，此乃病理中应有之效，并非出乎意外也。

（十八）胃　病

曾则生任沪保安处副处长时，曾病胃疾，食不甘味，中脘作痛，日渐瘦削，卧床数月，几无生理。解震皋先生与则生有师生之谊，往探其病，而则生泪出，以为生机绝望。震皋先生以其侄梅生兄曾有痼疾，为余所愈，令延予治之。询其经过，中西杂治，补泻兼施，终无起色。予只为针中脘、关元诸穴，其疾良已。盖曾君之病，不过胃阳不足，消化不良，以致失其营养。治法虽多，毫不中病，诛伐无过，安得生机。予不过为之拨动机关，令其胃阳畅遂而已，岂有其他妙巧哉！

《十九》蛇　蛊

蛊症江浙不多见，余随宦在川滇及游历两广，曾有闻见放蛊害人之说。谓由五毒蛊合而为一，饮食起居坐卧之地，皆能传毒，此齐东野语，不见经传之谈。然亦有受山岚瘴气，腹中便尔成形，或水土不宜，初到水远山遥之地，体质与风土不合，亦易发生此病。庚午，奥人陈姓，肢痛治愈后，其家一区姓媪云有胃疾，余以为普通胃病，嘱其来寓针之可也。越日媪来求治，自云病已七年，而中脘坟起，腹饥则痛，多吃不易消化之物则安。七年来，日渐加重，人则奇瘦，其脉大小不一，顷刻异状，其舌满布红白相间，杂之小点，而如蒙以一层灰白之薄苔，断为蛊症无疑，试针数处。次日再来，云不针尚可，针后虽多食而痛不能止。即为再针中脘，不十分钟而狂呼大痛，欲自拔其针，禁之则云要吐，口即喷出奇臭之水，随出一物，类似蛇形，长逾一尺，蠕蠕而动。同时诊室中之病者，皆带针而逃，一时秩序大乱，而区媪晕矣。顷刻即苏，七年痼疾，经此一针，病根全去，良深快慰。怜其贫困，乃以药物助其调理，不久即平复如常。

《二十》干　血

曹女年十七，忽停经九月，人渐瘦，脉沉实，舌白，口渴心烧，中脘痛，少腹左胁下痛而拒按，夜来潮热盗汗，便结溲少而热，微咳无痰，皮肤枯燥，肌如甲错，无一不是干血痨之症状。但室女停经与妇人稍异，治法亦各有不同，较之曾经生育之妇人尤为棘手。乃一方用去瘀之法，刺其肝脾各经之穴，其腹痛拒按之状渐解；一方又以培养新血之法，从期门等穴启其生机，心烧潮热等症亦退。前后月余，其经复至，诸病霍然。

（二十一）死　脉

一日在蒋某家治疾，有附诊者一。三十许之妇人，云日来偶觉胃纳不健，请书一开胃方剂，按其脉大异之。询其有无他状，云无。余未书方而告其家人曰：殆矣。其脉二十至必一停，停后不能复还，继而复动，则与前后不能接续。经云一息不运则生机穷。此在脉法中谓之代脉，虽无大病，必难久存。蒋某以余故神其说，未之信。十余日后，忽患气塞而没，是乃气脱，非真窒塞也。至此方信余言之不谬。

（二十二）小 肠 气

名画师金健吾，乙丑春病小肠气，左囊肿大，寒热交作，转侧不能者有日矣。余因嗜画，耳其名，由友人之请托而往诊。乃为针归来、肾俞、气海诸穴，数日即愈，今已十余年而未一发。夫小肠气之病，虽似有形，而实为气所结，其气一散，其形立消。今之医家，误认为实。在有形之病，可以割而弃之，岂知此等病朝割去而夕复生，屡生屡割，不死不止。不揣其本而齐其末，即在他事，且犹不可，况病关生死，岂可草率从动，用剖割草菅人命。因论小肠气，而可悟其他类似之病状治法矣。

（二十三）齿痛

黄金荣先生病齿痛二十余日，遍服清泻苦降之剂，始终不效，寝食为之不安。余适有他事往谒，问此病针法能治否？余谓舍蛀齿外皆可治也。即为针合谷、吕细等穴，针去痛除。先生云金针治病如此神速，悔不早用之，致多受二十余日之痛楚云。

（二十四）腰痛

中外医家商讨金针医学时，有同文书院院长大内畅三先生在坐，询及金针能治年久腰痛否？余曰可。间日邀诊，谓余年六十有二，病已十又三年，平日起居坐卧均感不便，惟阴雨之先，节气之前，不但不能转侧，且腰部肤冷如冰。中西杂治，终未离去痛苦。前曾一度归国，请其国中著名针灸家治之，亦无大效。言次即以手臂腰腿等处之灸疤出视。余谓《内经》云太阳所至为腰痛。太阳，膀胱府也。又云腰为肾之府，转侧不能，肾将惫矣。今既不能转摇，而腰部肌肉又异常觉冷，其为肾阳衰败无疑，宜温通肾府，以去寒湿而助元阳。即针肾俞，腰部立觉奇暖，去针后即起立如常，谓十余年之痛苦去于一针，何神速乃尔，即书“东亚神术”四字为赠。

金针秘传跋

《金针秘传》为吾师合肥方先生慎庵手著。师世家子娴兵法，总师千军旅之余，得黄公石屏金针秘诀，十年来蔽莛尊荣，行道海上，起死人而肉白骨何可胜纪。窃惟一命之士必怀济人利物之心，良相良医本有异途同归之趣。诵古人一将成功万骨枯之句，则舍彼就此，人爵何如天爵乎！痴佛浮沉宦海，无补时艰，一官匏系非所愿也。前年函求方师指示金针大法，蒙恩开导，遥沐春风，获其余绪，颇有奇效。推吾师之学而广之，不亦足以济世活人耶。今师将黄公石屏所授秘诀及历代针经之奥妙，著成此书，则活人功德垂百世而无替也。

中华民国二十六年一月弟子赵痴佛谨书于山东高等法院

再版《金针秘传》补充的几句话

现代金针术，确已成为公开研究的世界医学，为有系统有方式的一种科学，而非复旧时代一般人心目中所认为神怪的医学。鄙人最初撰著《金针秘传》的动机，就是要把这种医学，化神奇为平易，发秘藏而公开，俾社会人士咸具有金针医学的常识，为我中华民族强种救国的对症良药。就拿最低限度来讲，在这中西药品日趋昂贵的时期，于国民经济上或许也有一些关系的吧！

《金针秘传》初版发行以来，购读者踵趾相接，可见社会人士对于金针医学的研究，已很感到兴趣，与鄙人最初的期望正相吻合，此为最可愉快之事。而现在复有一巧遇，因为供应读者的需要，正在筹备再版的当儿，我的老友法国同志苏氏（苏里德马朗）恰巧把他新出版《中国针灸法》一书，邮寄来华。里面并附有信函，说我所寄给他关于金针医学的图说等等，无日不张诸座右，贡他眼皮的供养，而书中述及鄙人的地方，凡有三节。

（1）第三十四页清代及今日（译文）

此一时代，为金针医学复兴时代。一七九八年（清嘉庆三年）李守先著《针灸易学》一书，计三卷。一九一九年（民国八年）有许多医生著针灸书，一九三七年（民国二十六年）上海方慎庵医师著《金针秘传》一书，新式装订，内容有古书籍之记述及批评，新穴道图画插入，有穴道之主要症候。方医师隔衣下针，亦如其师黄石屏氏，此法日本亦采用矣。

（2）三十七页现代中国（译文）

二十年来，日本以科学方法研究中国金针，其结果良好，使中国金针医学有复兴之趋势。故广东一城，三十年前，只有金针医士十二人，今则有一千二百五十人矣。上海一地已成为研究金针之中心，有黄石屏弟子方慎庵医师顷著《金针秘传》一书，为宣布金针之作用。中国北部及西北部，金针医学始终盛行。一九三六年，已收集四部金针书籍。

（3）二百九十一页二十世纪金针科方慎庵

推崇过高，令我受之有愧，但看他全书所记述，原原本本，旁搜曲引，便知道他对于金针术的研究，很下过一番苦功。苏氏原是一位名医，旅居我国旧都二三十年，得到不少名师高手的指授，复经过很长时间的研讨，才出而试厥身手，一试再试，成绩斐然。彼邦人士深致信仰，年来巴黎学子，从其游者綦众。巴黎之市立医院已有四处设有金针专科，凡其他各科无法进步之病症，皆由金针科治之，即此可见金针一科已驾乎各科之上，挟有无上之权威。但西方之研究学术是科学的，以规矩准绳为则；中国之研究学术是哲学的，入错综变化之微。例如内脏有病，皮肤上现一痛点，在此痛点上刺之以针，内脏之病即愈。以为是科学上的新发明，其实此理在《内经》上论之綦详，即鄙人亦屡屡言之。今苏氏亦认中国之金针医学，不单是一种科学，且为科学中的科学，绝非头痛而以一片止痛药为良剂，可以相提并论的。鄙人与苏氏的关系，是在八年以前，他注了一部针灸书，请我帮助他校正一下，我因为学术以商讨而愈精，就老实不客气的校正了许多。他十分感谢，并表示钦佩，甚至于说要拜我为师，收他做过学生。这怎么敢当呢？然即此可以想见他的好学和虚心。他目今刊行的《中国针灸法》是第一册，以后还要陆续刊行下去，更可见他对于金针灸，至今仍在不断的研究中。西方学者，对于一种专门学说，往往竭其毕生精力以赴，以求得到最后的成功。所以我还抱着撰著《金针秘传》的初愿，希望社会人士对这金针医学感到异常的兴趣，不要以一得自封，更不必以神奇炫世。把四千年来，几乎失传的一种学术，重新昌明起来，不然将来金针一科，恐怕要派子弟到外国去留学，才能学得一些皮毛回来，这不是一件笑话吗？

中华民国二十八年岁次己卯六月合肥方慎庵

12检